ARCHIV FÜR TIERERNÄHRUNG

UNTER MITWIRKUNG VON

Prof. Dr. Dr. W. Lenkeit, Göttingen. Prof Dr. K. Nehring, Rostock
Prof. Dr. Dr. Dr. h. c. Dr. h. c. Dr. h. c. A. Scheunert, Potsdam-Rehbrücke
Prof. Dr. Dr. W. Wöhlbier, Stuttgart-Hohenheim

HERAUSGEGEBEN VON

ERNST MANGOLD

Prof. Dr. med. Dr. phil. Dr. med. vet. h. c. Dr. agr. h. c. Dr. agr. h. c.
Direktor em. des Instituts für Tierernährungslehre
der Humboldt-Universität Berlin

4. BAND
Ausgegeben am 1. 9. 1954
HEFT

1/2

AKADEMIE-VERLAG · BERLIN

ARCH. TIERERNÄHRUNG · 4. BAND NR. 1/2 · S. 1–144 · BERLIN · 1. SEPTEMBER 1954

INHALT

Das Archiv für Tierernährung erscheint zweimonatlich in Heften zu 64 Seiten im Format 17,5 × 25 cm. Der Preis des Heftes beträgt DM 8,50. 6 Hefte werden zu einem Band vereinigt. Der Besteller muß sich zur Abnahme eines Bandes verpflichten. Die Hefte werden jeweils einzeln berechnet. Im Jahre erscheint nicht mehr als 1 Band. Bestellungen werden direkt an den Akademie-Verlag GmbH., Berlin W 8, Mohrenstraße 39 oder über eine wissenschaftliche Buchhandlung erbeten.

Manuskriptsendungen — zugelassen sind die vier Kongreßsprachen — sind an den Herausgeber, Herrn Prof. Dr. Ernst Mangold, Berlin N 4, Invalidenstr. 42, zu richten. Mit der Veröffentlichung geht das alleinige Verlagsrecht an das Archiv für Tierernährung über. Daher müssen Arbeiten, die bereits an anderer Stelle veröffentlicht worden sind, zurückgewiesen werden. Die Verfasser verpflichten sich, Manuskripte, die vom Archiv für Tierernährung angenommen worden sind, nicht an anderer Stelle zu veröffentlichen.
Die Verfasser erhalten von größeren wissenschaftlichen Arbeiten 50 Sonderdrucke unentgeltlich. Den Manuskripten beiliegende Zeichnungen müssen sauber, in zweifacher Größe ausgeführt sein. Wenn sie nicht voll reproduktionsfähig nach den Vorschriften des Normblattes DIN 474 eingereicht werden, ist die Beschriftung nur mit Bleistift einzutragen. Zur Herstellung von Netzätzungen sind nur einwandfreie Photographien brauchbar.
Für alle Literaturzitate sind die Vorschriften des Normblattes DIN 1502 und 1502 Beiblatt I maßgebend. Die Zitate müssen den Verfasser (mit den Anfangsbuchstaben der Vornamen), den vollständigen Titel der Arbeit und die Quelle mit Band, Seitenzahl und Erscheinungsjahr enthalten. Das Literaturverzeichnis soll alphabetisch geordnet sein.

Herausgeber und verantwortlich für den Inhalt: Prof. Dr. med. Dr. phil. Dr. med. vet. h. c. Dr. agr. h. c. Dr. agr. h. c. Ernst Mangold, Berlin N 4, Invalidenstraße 42 (Fernruf 42 96 64). Verlag: Akademie-Verlag GmbH., Berlin W 8, Mohrenstraße 39 (Fernruf: 20 03 86); Postscheckkonto: 350 21. Bestell- und Verlagsnummer dieses Heftes: 1010/IV/1/2. Das Archiv für Tierernährung erscheint vorläufig jährlich in 1 Band zu 6 Heften. Bezugspreis je Einzelheft DM 8.50, ausschließlich Porto und Verpackung. Satz und Druck: Robert Noske, Borna (Bez. Leipzig). Veröffentlicht unter der Lizenz-Nr. 1213 des Amtes für Literatur und Verlagswesen der Deutschen Demokratischen Republik. Printed in Germany.

Aus dem Institut für Tierzucht der Martin-Luther-Universität Halle-Wittenberg
(Direktor: Prof. Dr. WERNER WUSSOW)

W. WUSSOW und K. H. KÖNIG

Der Einfluß unterschiedlicher Jugendernährung auf Entwicklung und Schlachtergebnis von Lämmern

Das Schaf ist der beste Rauhfutterverwerter unter unseren landwirtschaftlichen Nutztieren. Die ganze Physiologie seiner Verdauung ist darauf eingestellt, Nahrung mit geringerer Konzentration der Nährstoffe zu verwerten als sie das Rind oder das Pferd verlangen.

Mit der Züchtung auf höhere Fleischleistung wurde die Frühreife als wesentliches Leistungsmerkmal in der Schafzucht stärker betont. Damit war ein Anlaß gegeben, die Wachstumsintensität der jungen Lämmer durch hohe Nährstoffgaben voll auszuschöpfen oder nach Möglichkeit noch zu steigern. Dies war besonders bei der Aufzucht der männlichen Zuchttiere der Fall.

Die intensive Jugendernährung mit Futtermitteln relativ hoher Nährstoffkonzentration steht im Widerspruch zu der Ernährung der älteren Schafe. Es liegt daher die Frage nahe, in welchem Grade sich eine konzentrierte Jugendernährung auf die Entwicklung der Jungtiere, auf die Ausbildung ihrer Körperformen (dies ist besonders für die Aufzucht des Vatertiermaterials von Wichtigkeit) und auf die Umstellung auf die übliche Weidehaltung auswirkt.

Für unseren Versuch ergab sich daher folgende

Problemstellung:

In einem vergleichenden Fütterungsversuch sollte geprüft werden, ob eine im Rohfasergehalt unterschiedliche Ernährung abgesetzter Lämmer die Entwicklung der Lämmer direkt beeinflußt und darüber hinaus einen Einfluß auf das Wachstum der Lämmer während des anschließenden Weideganges ausübt. An Hand von Ausschlachtungen sollte überprüft werden, ob die evtl. verschiedene Entwicklung mit Veränderungen des Verdauungsapparates besonders hinsichtlich seines Volumens parallel geht.

Versuchsdurchführung:

10 Hammel- und 10 Zibbenlämmer der Merinofleischschaf-Gebrauchsherde des Versuchsgutes Radegast wurden auf 2 Gruppen gleichmäßig verteilt und bei ausschließlicher Stallhaltung mit Auslauf unterschiedlich gefüttert. Die Versuchsfütterung begann bei einem Durchschnittsalter der Lämmer von 117 Tagen am 25. 4. 1952 und endete am 7. 8. 1952. Danach wurden aus

jeder Gruppe 2 Zibben- und 2 Hammellämmer, die im Körpergewicht etwa dem Durchschnitt der Gruppen entsprachen, ausgeschlachtet und die restlichen 12 Tiere mit der Radegaster Lämmerherde gemeinsam gehütet.

In der Fütterung beider Gruppen wurden dieselben Futtermittel, jedoch in verschiedenem Verhältnis zueinander, verwendet. Die Durchschnittsrationen der Gruppen bestanden aus

	Luzerneheu g	Hafer g	Trock.-Schnitzel g	Rapsschrot g	Erbsschrot g	Grünfütter g
Gr. I	615	100	285	25	25	1394
Gr. II	149	273	213	152	152	907

Die Rationen wurden täglich zugewogen, Futterreste zurückgewogen. Der Gruppe I wurden Heu und Grünfutter reichlich vorgelegt, so daß die Volumensättigung immer gegeben war. Die geringen Mengen Kraftfutter (Hafer, Raps- und Erbsenschrot) wurden in der Ration belassen, um nicht durch evtl. spezifiche Wirkungen dieser Futtermittel nur eine der beiden Gruppen in der Entwicklung einseitig zu beeinflussen.

In der rohfaserarm ernährten Gruppe (Gruppe II) wurden der Heuanteil möglichst niedrig gehalten und vorwiegend leicht verdauliche Futtermittel verabreicht.

Zu Anfang der Versuchsfütterung betrug die Ration der Gr. I pro Tier und Tag

500 g Luzerneheu	25 g Erbsschrot
100 g Hafer	25 g Rapsschrot
300 g Trockenschnitzel	1000 g Grünroggen

Im Verlauf des Versuches wurden unter Beibehaltung der Kraftfutterration die Gaben an Rauh- und Grünfutter laufend gesteigert. Nach 70 Tagen Versuchsfütterung nahmen die Lämmer neben dem o. a. Kraftfutter maximal

700 g Luzerneheu und
1700 g Grünfutter (Erbsen und Hafergemenge)

auf.

In der Anfangsration der Gruppe I sind bei 994,92 g Trockenmasse 271,45 g Rohfaser enthalten, die im Höchstfall bis auf 1322,56 g Trockenmasse und 341,74 g Rohfaser ansteigen. Da die verabreichten Futtermittel in ihrer Qualität durchaus einwandfrei waren und gern von den Lämmern aufgenommen wurden, kann die letztgenannte Ration als obere Grenze des Futteraufnahmevermögens angesehen werden. Die Tiere wogen zu diesem Zeitpunkt durchschnittlich 32,5 kg. Der für abgesetzte Zuchtlämmer von KIRSCH, WERNER [2] angegebene Richtsatz von 1500 g Trockenmasse dürfte daher nach den hier gemachten Erfahrungen unbedingt die obere Grenze darstellen.

Die rohfaserarme Gruppe (Gr. II) erhielt zu Versuchsbeginn

100 g Luzerneheu	75 g Rapsschrot
250 g Hafer	75 g Erbsschrot
250 g Trockenschnitzel	750 g Grünroggen

In dieser Gruppe wurde unter Beibehaltung der Rauhfutter- und Grünfutterration der Kraftfutteranteil zu steigern versucht. In der 5. Versuchswoche war die Kraftfuttergabe bis auf 125 g Erbsschrot und 125 g Rapsschrot erhöht worden neben den angeführten Futtermitteln. Diese Kraftfuttermengen wurden nur 6 Tage lang gut aufgenommen. Dann trat eine Freßunlust ein, die sich durch Verringerung der Kraftfuttergabe nicht ganz beheben ließ. Der vollständige Appetit entwickelte sich erst wieder, als die Rauhfutterration auf 200 g Luzerneheu heraufgesetzt wurde. Erst bei dieser Rauhfuttergabe wurde die frühere Kraftfuttermenge wieder voll aufgenommen. Darüber hinaus konnte der Kraftfutteranteil auf 200 g Erbs- und 200 g Rapsschrot gesteigert werden. Dabei erwies es sich jedoch als nötig, die Heugabe auf 150 g je Tier und Tag zu belassen, denn ein erneutes Herabgehen auf 100 g Heu hatte wieder allgemeine Freßunlust zur Folge. Die Höchstrationen in dieser Gruppe betrugen:

150 g Luzerneheu	200 g Erbsschrot
300 g Hafer	200 g Rapsschrot
200 g Trockenschnitzel	1050 g Luzerne (grün)

der Gehalt an Trockenmasse und Rohfaser:

	Trockenmasse g	Rohfaser g
Anfangsration	769,48	151,84
Höchstration	1158,06	215,97

Die Futtermittel wurden im chemischen Labor des Instituts auf ihre Zusammensetzung untersucht. Dabei wurden vom Grünfutter wöchentlich 4—5 Proben genommen und getrocknet. Aus den trockenen Sammelproben wurden pro Woche 2 chemische Analysen angefertigt, so daß der Nährstoffgehalt des Grünfutters, der ja sehr stark wechselt, als genügend exakt erfaßt angesehen werden kann. Für die durchschnittlichen Rationen ergaben sich danach folgende *Nährstoffwerte je Tier und Tag* für die Zeit der Vorbereitungsfütterung:

	verd. Rohprot. g	Stärkewert g	Trockenmasse g	Rohfaser g
Gr. I	141	606	1232	312
Gr. II	136	622	1022	192

Diese Nährstoffmengen erwiesen sich als völlig ausreichend für die Ernährung abgesetzter Lämmer. Es wurden dabei folgende durchschnittliche tägliche Zunahmen erzielt:

Gr. I . . . . . . 148,1 g
Gr. II . . . . . . 127,4 g

In 104 Tagen der Vorbereitungsfütterung wurden von einem Durchschnittstier jeder Gruppe aufgenommen

	verd. Rohprot. kg	Stärkewert kg	Trockenmasse kg	Rohfaser kg
Gr. I	14,681	63,003	128,172	32,494
Gr. II	14,124	64,672	106,319	19,977

Dabei wurden in derselben Zeit folgende Durchschnittszunahmen erreicht:
Gr. I 14,550 kg — bei Anrechnung des Schurgewichts 15,400 kg
Gr. II 12,570 kg — bei Anrechnung des Schurgewichts 13,250 kg
Daraus errechnet sich der *Nährstoffbedarf je kg Zuwachs* auf

	verd. Rohprot. g	Stärkewerte g
Gr. I	953,3	4091,1
Gr. II	1065,9	4880,9

Bei der *Verwertung der Nährstoffe* ergibt sich somit eine Überlegenheit der rohfaserreich ernährten Gruppe, die um so höher zu bewerten ist, da die Gr. I je kg Stärkewert 515,8 g Rohfaser aufnehmen mußte, die Gruppe II nur 308,9 g Rohfaser je kg Stärkewert.

In der *Gewichtsentwicklung*, die durch wöchentliche Wägungen festgehalten wurde, stehen die rohfaserarm ernährten Lämmer bis zur 9. Woche des Versuches der Gr. I erheblich nach. Der Grund hierfür liegt in einer etwas geringeren Nährstoffzufuhr, die dadurch entstand, daß das der Gr. I verabreichte Grünfutter lt. Analyse höhere Nährstoffwerte aufwies, als lt. Nährstofftabelle zu erwarten war. Nachdem die Gr. II eine entsprechende Zulage im Futter erhalten hatte, glich sich der Gewichtsunterschied zwischen beiden Gruppen weitgehend aus, so daß in der 14. Woche des Versuches ein Unterschied von nur 500 g im Körpergewicht festzustellen war, der sich bis zum Versuchsende jedoch wieder auf 1,6 kg zugunsten der rohfaserreichen Gruppe verschiebt. Wie aus der graphischen Darstellung der Gewichtsentwicklung (Abb. 1) ersichtlich, verläuft die Gewichtszunahme bei der rohfaserreich ernährten Gruppe gleichmäßiger. Die schwankenden Zunahmen der Gr. II sind auf eine stark wechselnde Freßlust zuückzuführen. Im Gegensatz zur Gr. I traten hier häufiger Zeiten mangelnder Freßlust ein, die jedoch leicht durch eine Heuzulage behoben werden konnten. Diese Erscheinung deutet darauf hin, daß die Futterration der Gr. II dem unbedingt erforderlichen Minimum an Rauhfutter nahekommt.

Bei beiden Gruppen wirkt sich die erste Schur nachteilig auf den Gewichtszuwachs aus (Abb. 1). Dabei tritt nicht nur ein Stagnieren der Zunahmen bzw. ein Rückgang durch den Abzug des Schurgewichtes bis zur nächsten Wägung ein, es verlaufen vielmehr die Zunahmen der folgenden 2 Wochen noch flacher als üblich. Diese Erscheinung tritt am deutlichsten bei der rohfaserarm ernährten Gruppe zutage. Nach der Schur scheinen die erhöhte Wärmeabgabe und ein mögliches verstärktes Wollwachstum den Nährstoffhaushalt der Tiere stärker zu beanspruchen, so daß die Zunahmen nicht so hoch und nicht so gleichmäßig ausfallen. Ein gewisses Abfallen der Gewichte ist auch bei der 2. Schur zu beobachten. Da die Tiere zu diesem Zeitpunkt nur noch 14-tägig gewogen wurden, zeigt sich hier das Verhalten der Zunahmen nicht mehr so klar.

Zu Beginn der Weidezeit tritt naturgemäß bei beiden Gruppen ein erheblicher Rückgang der Lebendgewichte auf. In der ersten Weidewoche verliert die

Gruppe I . . . 3,57 kg,
Gruppe II . . . 2,57 kg Lebendgewicht.

Entgegen allen Erwartungen hat in den ersten 4 Weidewochen die Gr. II die höheren Zunahmen. Der so gewonnene Vorsprung wird von der Gr. I erst mit dem Abschluß der Weideperiode ausgeglichen (Abb. 1).

Die höheren Zunahmen der Gr. II lassen sich wahrscheinlich durch den normalen Rohfasergehalt des Weidefutters erklären. Durch die während der Vorbereitungsfütterung beschränkte Aufnahme von Rohfaser konnten die physiologischen Vorgänge der Verdauung und Futterausnützung nicht optimal vor sich gehen. Nach der Umstellung auf den Weidegang waren nun die Voraussetzungen für eine optimale Verdauung und Futterausnutzung gegeben, so daß im ersten Weideabschnitt die relativ hohen Zunahmen zustande kommen.

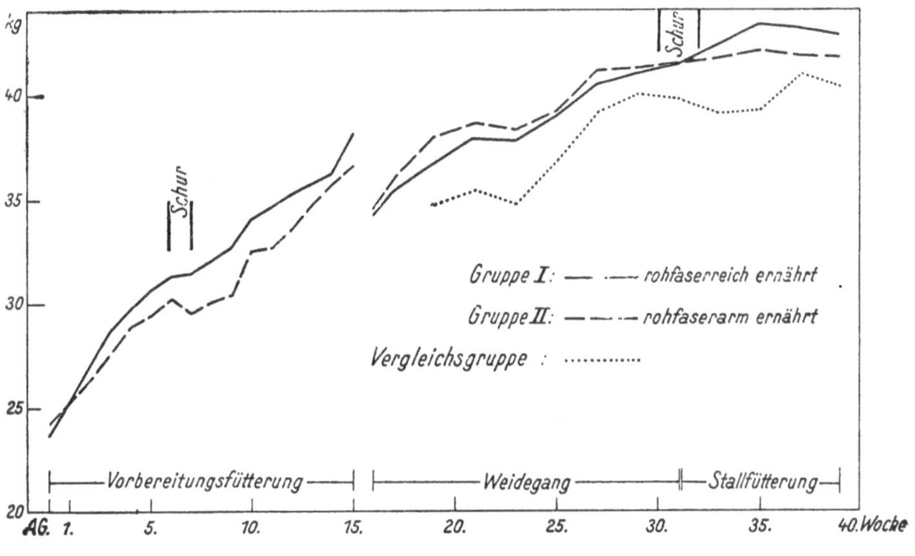

Abb. 1

Die *Kurven der Lebendgewichte* beider Gruppen verlaufen dabei weitgehend parallel. In ihrem steileren bzw. flacheren Verlauf spiegeln sich die Hutungsverhältnisse während der Weidezeit wider. Die Getreidestoppel- und die Hackfruchtweide ergeben zwei ansteigende Äste, während der Übergang vom Getreide zur Hackfrucht und das Einsetzen der Schlechtwetterperiode zwei flache Abschnitte zur Folge haben. Diese Tendenz kommt auch in den

Gewichten der Vergleichsgruppe, die aus gleichaltrigen Tieren zu den Versuchslämmern aufgestellt war, zum Ausdruck. In dieser Gruppe wirkt sich jedoch die Schur und die Umstellung auf die Stallhaltung in einem Rückgang der Gewichte aus. Nach der Aufstallung, bei der die beiden Gruppen gemeinsam in der Herde gehalten wurden, zeigen wieder die Lämmer der Gr. I die höheren Zunahmen, so daß diese Gruppe bei Versuchsabschluß im Durchschnitt um 1 kg schwerer ist als das Durchschnittsgewicht der Gr. II (Abb. 1).

Um während der Versuchsfütterung eine Kontrolle über die verabreichten Nährstoffmengen zu erhalten, die durch das in seiner Qualität wechselnde Grünfutter stark schwankten, wurde in regelmßßigen Abständen eine Aufrechnung der gegebenen Nährstoffe vorgenommen. Wegen der Auswertung der laufenden Grünfutteranalysen wurde dazu der Zeitraum von drei Wochen

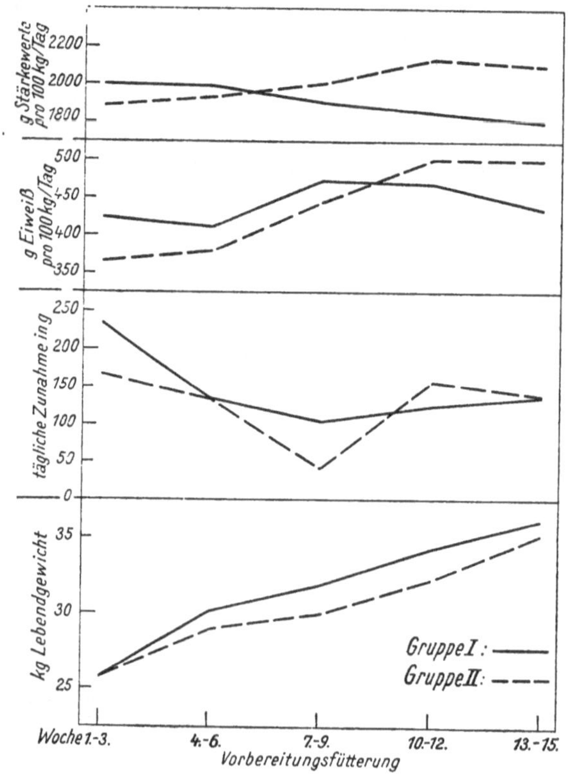

Abb. 2

willkürlich gewählt. Für diese Abschnitte wurden das Durchschnitts-Lebendgewicht, die *täglichen Zunahmen*, die *Nährstoffaufnahme* und die *Verwertung der Nährstoffe* berechnet. Die Ergebnisse sind aus nachstehender graphischer Darstellung (Abb. 2) und Tabelle 1 zu ersehen. Die wechselnden Eiweiß- und Stärkewertrationen erklären sich aus der Verschiedenartigkeit der verabreichten Grünfuttermittel. Da die im Labor des Instituts ermittelten

Nährstoffwerte bei fast allen Grünfutterarten über den Tabellenwerten lagen, nach denen die Rationen im Voraus berechnet waren, ergab sich im Futter der Gr. II ein Defizit an Nährstoffen gegenüber Gr. I, das erst in der letzten Zeit der Vorbereitungsfütterung ausgeglichen werden konnte.

Bei der Betrachtung der Durchschnitts-Lebendgewichte und der täglichen Durchschnittszunahmen tritt die abnehmende Wachstumsintensität mit zunehmendem Alter zutage. Eine Störung im Kurvenverlauf ergibt sich auch hier wieder durch die Schur, die im Bereich der 7.—9. Woche liegt und sich in einem starken Rückgang der täglichen Zunahmen, besonders der Gr. II, äußert.

Entsprechend den geringeren Zunahmen verhält sich auch der *Nährstoffverzehr je kg Gewichtszuwachs* (Tab. 1), der in den ersten Wochen sehr niedrig liegt und mit zunehmendem Alter ansteigt. Auch hier zieht die Schur ganz aus dem Rahmen des Normalen fallende Werte nach sich.

Tabelle 1. *Nährstoffverbrauch je kg Lebendgewichtszuwachs*

Versuchswoche	Gruppe I		Gruppe II	
	verd. Rohprot. g	Stärkewert g	verd. Rohprot. g	Stärkewert g
1.— 3.	468	2213	566	2917
4.— 6.	916	4432	813	4141
7.— 9.	1452	5847	3119	13979
10.—12.	1274	5015	1057	4503
13.—15.	1144	4710	1271	5324

Die Höhe der Nährstoffgaben scheint innerhalb der normalen Grenzen auf die Nährstoffverwertung keinen Einfluß zu haben. So ist in der ersten bis dritten Versuchswoche die Verwertung der Nährstoffe in Gruppe I besser, obwohl sie höhere Mengen an Eiweiß und Stärkewert als die Gr. II erhält. Dagegen ist die Gr. II in der 10.—12. Woche bei ebenfalls höheren Nährstoffmengen in der Verwertung überlegen.

Neue vergleichbare Untersuchungen über Futterbedarf und Futterverzehr liegen von RICHTER und CRANZ [4] vor, nach denen folgende Normen für Absatzlämmer des Merino-Fleischschafes vorgeschlagen werden: je Tag und 100 kg Lebendgewicht

2,5—3,0 kg Trockenmasse,
375 g Rohprotein,
1,8 kg Stärkewert.

Die Rationen im vorliegenden Versuch betrugen je Tag und 100 kg Lebendgewicht

	Trockenmasse g	verd. Rohprot. g	Stärkewert g	Rohfaser g
Gr. I	3888	445	1911	986
Gr. II	3352	445	2039	630

und liegen damit erheblich über den von RICHTER angegebenen Normen. Nach unseren Beobachtungen zeigte sich im ersten Fütterungsabschnitt der Gr. II, daß eine Eiweißgabe von 365 g je Tag und 100 kg Lebendgewicht nicht ausreichend ist, die normale Wachstumsintensität der Lämmer auszuschöpfen, wobei hier allerdings der geringe Rohfasergehalt des verabreichten Futters mitspielen kann.

Die von RICHTER in Vorschlag gebrachte Trockenmasse von 2,5—3,0 kg scheint sehr niedrig zu liegen, da sich im vorliegenden Versuch ein Durchschnitt von 3888 g je Tag und 100 kg Lebendgewicht bei der Rohfasergruppe und von 3352 g bei den rohfaserarm ernährten Lämmern ergibt. Bei normaler Ernährung ist daher ein Verzehr von ca. 3,5 kg Trockenmasse je Tag und 100 kg Lebendgewicht in Anschlag zu bringen. Diese Ration wird von RICHTER und CRANZ für Lämmer der Leineschafrasse vorgeschlagen.

Eine Eiweißgabe unter 400 g je Tag und 100 kg Lebendgewicht, wie sie von RICHTER vorgeschlagen wird, scheint bei Merino-Fleischschaflämmern für die erforderlichen Zunahmen nicht auszureichen.

Eine höhere Gabe an Stärkewert und damit ein erweitertes Eiweiß-Stärkewert-Verhältnis hat in vorliegendem Versuch keinen Einfluß auf höhere Zunahmen oder bessere Futterverwertung.

Die Körpermaße.

Da an den ausgeschlachteten Tieren Darmvolumenmessungen vorgenommen werden sollten, wurde versucht, durch Messen der Flankentiefe einen Anhaltspunkt bzw. evtl. Zusammenhänge zwischen *Magen-Darmvolumen* und der äußerlich sichtbaren und gegebenenfalls meßbaren *Flankentiefe* zu finden.

Die Messungen der Flankentiefe wurden mit dem kleinen Meßstock vorgenommen, der auf der Wirbelsäule über der äußeren Darmbeinschaufel senkrecht nach unten angelegt wurde. Dabei lag der untere Schenkel des Meßstockes unmittelbar vor dem Kniegelenk des gemessenen Tieres (Abb. 3).

Derartige Messungen liefern nur vergleichbare Werte, wenn sie unter denselben Bedingungen bei allen Tieren vorgenommen werden, da insbesondere die Futteraufnahme die Ausdehnung des Bauchfelles auch nach unten beeinflussen wird. Weit stärker wirkt sich natürlich eine Trächtigkeit in dieser Richtung aus. Da die Messungen an allen Tieren unter denselben Verhältnissen durchgeführt werden konnten, haben sie für den Vergleich der Gruppen untereinander einen gewissen Wert (Tabelle 2).

In den Breiten- und Tiefenmaßen und in ihrem Verhältnis zur Widerristhöhe kommt besonders die Zugehörigkeit zu einem bestimmten Typ zum Ausdruck. Daher wurden in vorstehender Übersicht nur diese Werte wiedergegeben.

Für die Zeit der Vorbereitungsfütterung ergeben sich in der *Entwicklung der Körpermaße* keine wesentlichen Unterschiede zwischen beiden Gruppen. Die Gr. I hat zu Versuchsbeginn die etwas größere Widerristhöhe, die sie auch bis zum Abschluß der Vorbereitungsfütterung behält. In den Breiten- und Tiefenmaßen bestehen keine Unterschiede. Dem normalen Wachstum von Jungtieren entsprechend vergrößern sich bis zum Fütterungsabschluß die Relativwerte der Brusttiefe, sowie der Brust- und Beckenbreite. Dabei bestehen bei den Tiefenmaßen keine Unterschiede zwischen den Gruppen, während in den Breitenmaßen die rohfaserarm ernährten Tiere sich überlegen zeigen. Auch nach der Schlachtung von 4 Tieren je Gruppe bleibt dieses Verhältnis der Durchschnittsmaße bestehen.

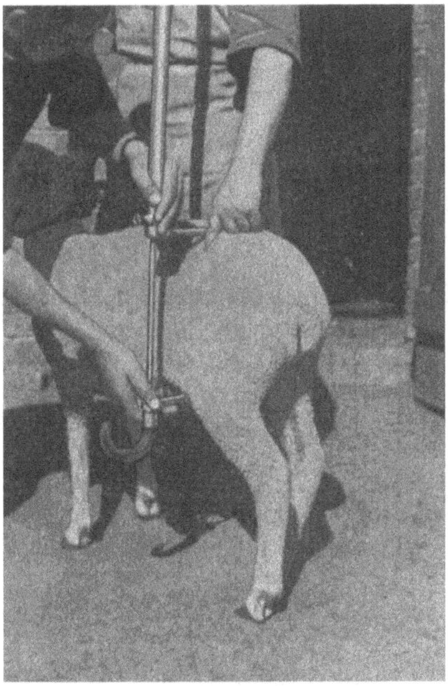

Abb. 3
Messen der Flankentiefe

Im Alter von einem Jahr, nach Abschluß der Weidezeit und einer 10-wöchigen normalen Stallfütterung für beide Gruppen, hat sich das Verhältnis der Maße jedoch wesentlich verschoben (Tab. 2). Die Gr. I zeigt jetzt die geringere Widerristhöhe, hat aber die höheren Relativwerte für die Breiten- und Tiefenmaße, die nicht nur auf die geringere Widerristhöhe zurückzuführen sind, vielmehr hat die Gr. I bis auf die Ausbildung der Flankentiefe auch höhere absolute Werte für die Vorderbrust-, Rippenbrust- und Umdreherbreite. Nach der Umstellung auf den Weidegang hat also bei den *vorher rohfaserarm ernährten Tieren* ein *verstärktes Höhenwachstum* stattgefunden, während die Tiefenmaße sich langsam weiterentwickelten und bei den Breitenmaßen sogar ein Rückgang zu verzeichnen ist. Da die Tiere bei beiden Messungen in etwa gleichlanger Wolle standen, läßt sich der *Rückgang in den Breitenmaßen* nur dadurch erklären, daß sich der Ernährungszustand während der Weidezeit erheblich verschlechtert hat, wodurch die Fleisch-, Fett- und Hautauflage auf den Meßpunkten zurückgegangen ist. Ein derartiger Rückgang ist bei den anfangs rohfaserreich ernährten Tieren nicht festzustellen, allerdings stagnieren auch hier die Breitenmaße, während das Höhenwachstum sich weiter entwickelt. Im Alter von einem Jahr stehen die Tiere der Gr. I dem heute er-

Tabelle 2. *Körpermaße der Versuchslämmer*

Ø-Maße	Zu Versuchsbeginn		Nach der Vorbereitungsfütterung				Zum Versuchsabschluß		
					Nach Schlachtg. v. 8 Lämm.				
	Rohfaser-		Rohfaser-		Rohfaser-		Rohfaser-		Vergleichsgruppe
	reich	arm	reich	arm	reieh	arm	reich	arm	
Widerristhöhe	55,50	54,15	60,90	59,60	60,92	60,08	65,80	68,3	66,8
Rumpflänge in cm . .	55,55	55,20	59,65	60,70	59,42	61,25	65.83	66,91	65,17
in % der Widerristhöhe .	100,8	101,8	97,9	101,8	97,5	101,9	100,2	98,0	97 6
Brusttiefe in cm	22,50	22,15	26,35	25,85	25,75	25,67	27,67	27,58	27,50
in % der Widerristhöhe .	40,9	40,7	43,3	43,4	42,3	42,7	42,1	40,5	41,2
Flankentiefe in cm . . .			26,45	25,95	26,08	25,92	27,0	27,17	27,58
in %			43,4	43,5	42,8	43,1	41,1	39,8	41,3
Vorderbrustbreite in cm .	16,55	16,30	18,80	19,35	18,67	19,33	19,08	18,75	18,00
in %	30,0	30,0	30,9	32,5	30,6	32,2	29,0	27,5	27,0
Rippenbrustbreite in cm .	16,50	15,80	18,50	18,80	18,42	18,92	18,58	18,17	17,58
in %	29,8	29,2	30,4	31,5	30,2	31,5	28,2	26,6	26,3
Umdreherbreite in cm .	17,10	16,80	21,20	21,50	20,58	21,58	20,42	20,08	19,33
in %	30,9	31,1	34,8	36,1	33,8	35,9	32,1	29,4	29,0
Gewicht in kg	23.67	24,06	38,22	36,62	37,97	36,97	42,83	41,83	40,50

strebten Wirtschaftstyp mit guter Brusttiefe und genügender Breite nahe, während die Angehörigen der Gr. II diese Eigenschaften, die auf gute Futterdankbarkeit schließen lassen, nicht in dem Maße besitzen. Die Lämmer der Kontrollgruppe, deren Jugendernährung der rohfaserreichen Gruppe nahekommt, jedoch nährstoffärmer war, zeigen neben ausreichender Brust- und Flankentiefe die geringsten Werte für die Breitenmaße.

Zu einem Rückgang der Breitenmaße bei wachsenden Lämmern kommt auch SPÖTTEL [5], der bei Mangelernährung ein Abnehmen der Vorderbrustbreite feststellt. Nach SPÖTTEL tritt kaum ein Unterschied in den Körpermaßen auf zwischen Lämmern, die mit Ölkuchen oder mit Luzerne ernährt sind.

Die Wolleistung.

Wegen der physiologisch gegensätzlich sich gegenüber stehenden Leistungen des Schafes — der Fleisch- und der Wolleistung — ist es notwendig, bei länger andauernden Fütterungsversuchen auch die Wolleistung zu berücksichtigen.

Im vorliegenden Versuch wurden die Lämmer zweimal geschoren. Die Lammschur erfolgte am 6. 6. 52 im Alter von $5^1/_2$ Monaten, die 2. Schur am 15. 11. 52, kurz vor dem Aufstallen. Die Ergebnisse waren:

	Ø-Schurgewicht g	Ø-Stapeltiefe mm	Ø-Schurgewicht g	Ø-Stapeltiefe mm
Gruppe I	850	41	1583	41
Gruppe II	680	42	1267	40
Mehrertrag Gruppe I	170	—	316	—

Bei beiden Schuren zeigen die Lämmer der Gr. I bei gleicher Stapeltiefe ein höheres Schurgewicht. Damit sind die höheren Lebendgewichte nicht etwa auf Kosten der Wolleistung erreicht worden, sondern auch hier zeigt sich eine ausgesprochene Überlegenheit. Das höhere Schurgewicht ist, da die Stapeltiefe in beiden Gruppen praktisch gleich ist, auf einen dichteren Wollstand bzw. eine ausgedehntere Bewachsenheit der in Gr. I stehenden Tiere zurückzuführen.

Das Rendement beider Gruppen zeigte keine Unterschiede. Es wurde in der Wollannahmestelle der VVEAB Leipzig von beiden Schuren gruppenweise getrennt auf folgende Werte geschätzt:

Lammschur Gr. I und II . . . 50% Rendement
Schur 15. 11. 52 Gr. I und II . . . 44% Rendement

Auf Grund ihrer höheren Wolleistung sind die Lämmer der Gr. I mehr dem Wolltyp zuzurechnen. Die Angehörigen dieses Types sind aber erfahrungsgemäß infolge ihrer Leistungsrichtung nicht so ausgesprochen leichtfuttrig, sie sind vielmehr in der Regel im Stoffumsatz zur Körpergewichtszunahme den loswolligen und weniger bewachsenen Tieren unterlegen. Da außerdem für die höhere Wollproduktion naturgemäß auch ein erhöhter Nährstoffbedarf in Anrechnung gebracht werden muß, ist die Überlegenheit der Gr. I im Körpergewicht um so höher zu bewerten.

Die Schlachtergebnisse.

Die Ausschlachtungen der im Versuch gestandenen Schafe hatten vor allen Dingen den Zweck, die Auswirkungen der verschiedenen Ernährung am Tierkörper und in seiner *Schlachtqualität* festzustellen. Besonderes Gewicht wurde auf die Überprüfung der *Ausbildung der Verdauungsorgane* gelegt, bei denen die *Volumina* sowie die *Darmlängen* ermittelt wurden.

Die Ausschlachtungen erfolgten am Ende der Vorbereitungsfütterung, am 10. und 11. 8. 52 und zum Versuchsabschluß im Alter von 13 Monaten am 24. 1. 53. Vor Beginn der Weidezeit (10. und 11. 8.) wurden aus jeder Gruppe 2 Hammel und 2 Zibbenlämmer, die etwa den Durchschnitt der Gruppen entsprachen, ausgeschlachtet. Zum Versuchsende kamen alle Hammel, 3 Tiere je Gruppe, zur Ausschlachtung.

Die *Methodik der Ausschlachtungen* war ähnlich der bei Schweinen angewendeten. Bei der Ausschlachtung wurden die Organgewichte sowie die Gewichte der Teilstücke eines jeden Tieres festgehalten.

An Organ- und Teilstückgewichten wurden bei jeder Schlachtung ermittelt:

1. Blut
2. Geschlinge, hierunter sind zusammengefaßt: Zunge, Lunge und Schlund, Herz, Leber, Nieren und Milz
3. Kopf, ohne Augen und Zunge
4. Darmfett
5. Nierenfett
6. Fell
7. Abfall (Füße, Augen, Geschlechtsorgane)
8. Kaldaunen und Därme
9. Warmgewicht des ausgeschlachteten Tieres
10. Schlachtverlust.

Der Schlachtverlust ergibt sich aus der Differenz zwischen der Summe der Organgewichte + Warmgewicht des ausgeschlachteten Tieres und dem Schlachthausgewicht und resultiert vornehmlich aus flüssigen Bestandteilen, die bei der Schlachtung nicht erfaßt werden.

Als Schlachtausbeute ist das Warmgewicht des ausgeschlachteten Tieres in % des Schlachthausgewichtes angegeben.

Da bei der Auswertung der Ergebnisse zwischen Hammeln und Zibben keine Unterschiede in den Organgewichten gefunden wurden, sind in nachstehenden Übersichten die Werte aus jeder Gruppe zusammengefaßt worden. Sie beziehen sich bei der *ersten Schlachtung* jeweils auf 2 Hammel und 2 Zibben. Die Werte der *2. Schlachtung* sind Durchschnittswerte von 3 Hammeln je Gruppe. In den folgenden Tabellen 3—6 u. 9 wurden *nur die Durchschnittswerte* mit den dazugehörigen Schwankungsbreiten jeder Gruppe angeführt, da die Tiere in Gruppenfütterung standen und daher Angaben über den Nährstoffverzehr von Einzeltieren nicht gemacht werden können. Aus diesem Grunde erübrigt sich die Aufführung von Schlachtergebnissen der Einzeltiere.

Die Werte der Tab. 3 zeigen eine gute Übereinstimmung zwischen beiden Gruppen. In der Schlachtausbeute findet sich kein Unterschied. Lediglich die

Zahlen für den Blut- und Geschlingeanteil liegen — absolut und relativ — in der Gr. II etwas höher. Die Gr. I zeigt dagegen höhere absolute und relative Werte für das Fellgewicht. Hiermit in Beziehung gebracht werden darf wohl das höhere Schurgewicht dieser Gruppe. Während die Gewichte des gefüllten Verdauungskanals beider Gruppen auf das Lebendgewicht bezogen völlige Übereinstimmung zeigen, hat die Gruppe I die höheren Werte für das Leergewicht des Verdauungstraktus aufzuweisen.

Tabelle 3. *Organgewichte absolut und in % des Schlachthausgewichtes*
1. Schlachtung

Gruppe	Schlachthaus-gewicht	Schlacht-ausbeute		Blut		Geschlinge		Kopf		Darmfett	
	kg	kg	%	g	%	g	%	g	%	g	%
I	38,48	18,45	47,95	1395	3,63	1728	4,49	1433	3,72	1028	2,67
Schwankgs.-breite	37,5—40,3	17,4—19,9		1310—1560		1695—1845		1330—1500		900—1150	
II	37,00	17,75	47,97	1490	4,03	1821	4,92	1378	3,73	968	2,62
Schwankgs-breite	35,2—38,7	16,6—20,0		1370—1610		1605—2050		1250—1485		700—1140	

Fortsetzung von Tabelle 3

Gruppe	Nierenfett		Fell		Kaldaunen und Därme voll		Kaldaunen und Därme leer		Abfall		Schlacht-verlust	
	g	%	g	%	g	%	g	%	g	%	g	%
I	431	1,12	3238	8,41	9850	25,60	2700	7,02	558	1,45	366	0,95
Schwankgs.-breite	275—600		3150—3300		9105—10555		2335—2975		500—600		145—455	
II	415	1,12	2968	8,02	9483	25,63	2463	6,66	494	1,34	236	0,64
Schwankgs.-breite	245—550		2915—3040		9030—11410		2140—2900		470—530		90—425	

Ein Vergleich mit den von DOEHNER[1] gefundenen Verhältnissen bei der Ausschlachtung junger Hammel zeigt mit vorstehenden Werten gute Übereinstimmung. Da bei den von DOEHNER durchgeführten Schlachtungen vor der Ausschlachtung die Schlachtwertklasse durch eine entsprechende Kommission festgelegt war, ist es möglich, an Hand der Schlachtausbeute und des Fettansatzes eine Eingruppierung unserer Versuchstiere vorzunehmen. Danach liegt der Durchschnitt beider Gruppen in der Schlachtwertklasse A.
Bei der Ausschlachtung der Hammel im Alter von 13 Monaten (Tab. 4) ergeben sich größere Unterschiede in den Schlachthausgewichten und auch in der Schlachtausbeute.

Wegen der auf dem Versuchsgut Radegast vorhandenen starken Viehhaltung konnten die Hammel einer zweckentsprechenden Stallmast vor der

Schlachtung nicht unterzogen werden. Daher liegen die Lebendgewichte für einjährige Schlachthammel verhältnismäßig niedrig.

Die höchsten Gewichte (Tab. 4) hat die Gr. I aufzuweisen. Ebenso zeigt die Gr. I die höchste Schlachtausbeute. Dieser erhöhte Fleischanteil bedingt naturgemäß einen geringeren Anteil an Innereien und Abfall, und damit fallen die relativen Werte für diese Schlachtteile niedriger aus. Jedoch werden die Relativzahlen der Gr. II für Nierenfett und für das Leergewicht des Verdauungskanals auch von der Gr. I erreicht. Trotz einheitlichen Schurtermins liegt auch hier wieder der Fellanteil der Gr. I höher als in Gr. II. Die Gr. II erreicht auch noch eine befriedigende Schlachtausbeute. Beim Vergleich mit den von DOEHNER ermittelten Werten liegen die Durchschnittszahlen beider Gruppen im Bereich der Schlachtwertklasse A. Auch bei dieser Schlachtung ist der Blut- und Geschlingeanteil der Gr. II höher als in Gr. I.

Tabelle 4. *Organgewichte absolut und in % des Schlachthausgewichtes*
2. Schlachtung

Gruppe	Schlachthaus-gewicht	Schlacht-ausbeute		Blut		Geschlinge		Kopf		Darmfett	
	kg	kg	%	g	%	g	%	g	%	g	%
I	43,50	22,20	51,03	1623	3,73	2205	5,07	1635	3,76	875	2,01
Schwankgs.-breite	40,8—45,6	19,9—24,1		1550—1675		2165—2230		1520—1705		575—1100	
II	38,60	19,33	50,08	1547	4,01	2053	5,32	1527	3,96	858	2,22
Schwankgs.-breite	34,0—42,3	17,5—22,3		1310—1750		1930—2155		1475—1555		425—1265	
Vergl.	36,53	17,73	48,54	1432	3,92	1992	5,45	1437	3,93	570	1,56
Schwankgs.-breite	36,1—37,3	16,0—19,2		1340—1495		1910—2065		1365—1490		485—670	

Fortsetzung von Tabelle 4

Gruppe	Nierenfett		Fell		Kaldaunen u. Därme voll		Kaldaunen u. Därme leer		Abfall		Schlacht-verlust	
	g	%	g	%	g	%	g	%	g	%	g	%
I	290	0,67	4038	9,28	9885	22,72	3118	7,17	598	1,37	153	0,36
Schwankgs.-breite	190—330		4010—4165		9550—10210		3040—3145		560—615		30—165	
II	260	0,67	3138	8,13	9295	24,08	2773	7,18	565	1,46	23	0,07
Schwankgs.-breite	135—425		3005—3370		7070—11645		2285—3190		545—620		15—30	
Vergl.	162	0,44	3103	8,49	9413	25,77	2735	7,49	530	1,45	162	0,45
Schwankgs.-breite	160—165		2820—3335		8555—11045		2590—2880		520—555		40—325	

Ein gewisses Nachlassen im Grad der Ausmästung gegenüber der ersten Schlachtung (Tab. 3) ist in beiden Gruppen festzustellen. Dies drückt sich besonders in der geringeren Menge an Darm- und Nierenfett aus. Die Tiere der Vergleichsgruppe lassen trotz einhalbjähriger gemeinsamer Fütterung und Haltung mit den Versuchstieren den Einfluß ihrer nährstoffärmeren ersten Jugendernährung erkennen. Sie erreichen nur eine geringere Schlachtausbeute und sind nach den DOEHNERschen Untersuchungen etwa der Klasse B oder C zuzurechnen. Die Relativzahlen für die Innereien und Abfälle erreichen z. T. hohe Werte, die Fettgewichte liegen verhältnismäßig tief und lassen einen völlig unzureichenden Ausmästungsgrad erkennen.

Frühestens 24 Stunden nach der Ausschlachtung der Lämmer erfolgte die *Zerlegung des gekühlten Schlachtkörpers* in die handelsüblichen Teilstücke: Brust, Bauchlappen, Rücken und Keule.

Die Abtrennung der Brust erfolgte zwischen der 7. und 8. Rippe. Diese Schnittführung wurde gewählt, um an der Schnittfläche des Brustkorbes die Rippenwölbung prüfen zu können.

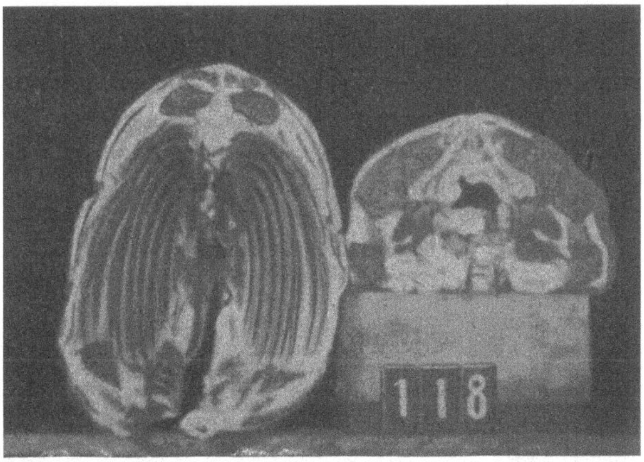

Abb. 4
Schlachtaufnahme Vers. Nr. 118 (Gr. I)

Die Bauchlappen werden vom Bauchfleisch gebildet, das auf beiden Seiten von der Stelle der höchsten Rippenwölbung parallel zur Wirbelsäule bis zur Keule abgetrennt wurde. Das Rückenstück wird gebildet durch die Wirbelsäule von der 8. Rippe an bis zum Anfang des Kreuzbeines.

Unter der „Keule" wurden das Becken und beide Keulen zusammengefaßt.

Der *Kühlverlust* (Tab. 5 u. 6) ergibt sich aus der Gewichtsdifferenz der Schlachtkörper zwischen dem Warmgewicht der ausgeschlachteten Tiere und dem Gewicht nach 24-stündigem Hängen im Kühlhaus. Da es sich bei vorliegenden Tieren um jüngere Lämmer handelt, ist der Kühlverlust infolge der lockeren Fleischstruktur mit durchschnittlich 2,40% sehr hoch. Wesentliche Unterschiede im Gewichtsverhältnis der einzelnen Teilstücke zueinander lassen sich nicht erkennen. Auffallend ist lediglich der verhältnismäßig hohe Gewichtsanteil der Bauchlappen in der Gr. I. Die stärkere Belastung, die das Bauchfell durch die voluminöse Ernährung in der Gr. I erfahren hat, scheint zu einer stärkeren Ausbildung der Muskelpartien des Bauches geführt zu haben.

Tabelle 5. *Kalt- und Teilstückgewichte absolut und in % des Kaltgewichtes*
1. Schlachtung

Gruppe	Warm-gew. kg	Kalt-gew. kg	Kühl-verlust %	Brust g	Brust %	Bauchlappen g	Bauchlappen %	Rücken g	Rücken %	Keule g	Keule %	Hau-verlust %
I	18,45	18,00	2,44	7396	41,09	1511	8,40	3241	18,01	5730	31,83	0,67
Schwankgs.-breite		16,9—19,2		7225—8175		1440—1680		3135—3340		5370—6100		
II	17,75	17,33	2,40	7098	40,97	1251	7,22	3186	18,39	5725	32,88	0,54
Schwankgs.-breite		16,3—19,3		6685—8125		1015—1420		2930—3600		5280—6225		

Nach DOEHNER geht mit dem Fallen der Schlachtwerklassen ein Steigen des Brustgewichtanteiles parallel, dagegen aber ein Fallen der Anteile der wertvollen Fleischpartien Rücken und Keule. Diese Tendenz ist bei den Brustgewichten zu finden, bei den Gewichten des Rückens und der Keule treten diese Verhältnisse jedoch nicht so klar zutage.

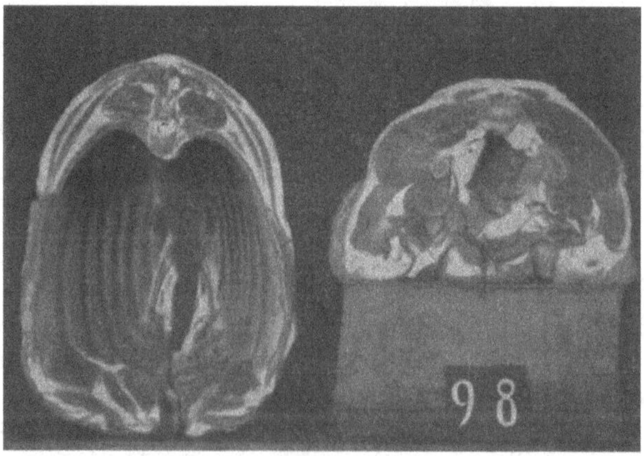

Abb. 5
Schlachtaufnahme Vers. Nr. 98 (Gr. II)

Gegenüber den Ergebnissen der ersten Schlachtung (Tab. 5) ist ein Steigen der Brustanteile und ein Sinken der Anteile der Rücken- und Bauchlappengewichte festzustellen (Tab. 6). Hieraus, sowie aus dem Sinken der Fetteinlagerungen, das aus den Tabellen der Organgewichte hervorgeht, ist ein *Nachlassen des Ausmästungsgrades* zu erkennen.

Der Kühlverlust liegt bei der 2. Schlachtung — da es sich nunmehr um ältere Tiere handelt — entsprechend niedriger.

Tabelle 6.

2. Schlachtung

Gruppe	Warm-gew. kg	Kalt-gew. kg	Kühl-verlust %	Brust g	Brust %	Bauchlappen g	Bauchlappen %	Rücken g	Rücken %	Keule g	Keule %	Hau-verlust %
I	22,20	21,85	1,58	9250	42,33	1453	6,65	4020	18,40	7057	32,30	0,32
Schwankgs.-breite		19,7—23,4		8300—9800		1410—1465		3680—4260		6165—7600		
II	19,33	19,13	0,99	8210	42,92	1290	6,74	3248	16,98	6338	33,13	0,23
Schwankgs.-breite		17,3—22,1		7645—9215		1000—1720		2935—3810		5690—7295		
Vgl.	17,73	17,40	1,86	7485	43,02	1100	6,32	3127	17,97	5648	32,46	0,23
Schwankgs.-breite		15,6—19,0		6660—8370		950—1265		2825—3410		5100—5935		

Für die Bewertung der Schlachtkörper ist das *Verhältnis von Fleisch zu Knochen* wesentlich. Es wurden daher von den Tieren, von denen eine chemische Analyse des Gesamtfleisches angefertigt wurde, Knochen und Fleisch gewichtsmäßig getrennt erfaßt. Zur chemischen Untersuchung gelangte bei jeder Schlachtung 1 Tier je Gruppe, die Vergleichsgruppe ausgenommen, so daß hiervon auch die Fleisch- und Knochengewichte vorliegen (Tab. 7).

Tabelle 7. *Fleisch- und Knochengewichte absolut und in % des Kaltgewichtes*

Nr.	Gruppe	Kaltgewicht abzügl. Hauverlust	Gesamtfleisch g	Gesamtfleisch %	Gesamtknochen g	Gesamtknochen %	Fleisch : Knochen
			a) Schlachtung nach Vorbereitungsfütterung				
118	I	19110	15760	82,47	3350	17,53	4,70 : 1
98	II	16335	13335	81,63	3000	18,37	4,45 : 1
			b) Schlachtung zum Versuchsabschluß				
111	I	19640	15820	80,55	3820	19,45	4,14 : 1
119	II	17950	13950	77,72	4000	22,28	3,49 : 1

In dieser Gegenüberstellung der Tab. 7 kommt zum Ausdruck, daß die absoluten Knochengewichte verhältnismäßig geringen Schwankungen unterworfen sind. Es fällt jedoch auf, daß die Nr. 119 gegenüber Nr. 111 trotz niedrigeren Körper- und Schlachtgewichtes ein absolut höheres Knochengewicht aufzeigt. Dadurch verengt sich das Verhältnis Fleisch zu Knochen erheblich, so daß dieses Tier nach den DOEHNERschen Werten der Fleisch- und Knochenanteile der Schlachtwertklasse C zuzurechnen wäre. Die Nr. 111 wäre beim Vergleich mit obengenanntem Autor etwa in die Schlachtwertklasse B einzustufen, während beide Tiere der ersten Schlachtung der Schlachtwertklasse A entsprechen.

Ein Vergleich mit den von DOEHNER gefundenen Werten zeigt jedoch, daß trotz engeren Fleisch-Knochen-Verhältnisses, also höheren Knochenanteils, die Schlachtausbeute der Schafe unseres Versuches im allgemeinen höher lag als bei den von DOEHNER beschriebenen Ausschlachtungen. Da im allgemeinen enge Beziehungen zwischen geringer Schlachtausbeute und hohem Knochenanteil des Schlachtkörpers bestehen, ist daran zu denken, daß unsere Versuchstiere einer relativ knochigeren Zuchtrichtung angehörten.

Aus dem Ansteigen des Knochenanteiles geht auch hier wieder das *Fallen der Schlachtqualitäten von der ersten zur zweiten Schlachtung* hervor.

Zur *chemischen Untersuchung* wurde das gesamte Fleisch des ausgeschlachteten Körpers im Fleischwolf und im Kutter zerkleinert und gemischt. Hieraus erfolgte die Probeentnahme.

Die Analysen ergaben folgende Werte:

Tabelle 8. *Nährstoffgehalt des Schaffleisches in % der frischen Substanz*

Nr.	Gruppe	H_2O	Trockensubstanz	Protein	Fett	Asche
1. Schlachtung						
118	I	58,50	41,50	14.60	25,78	1,12
98	II	57,70	42,30	15,57	25,58	1,15
2. Schlachtung						
111	I	66,04	33,96	17,89	15,10	0,97
119	II	69,70	30,30	19,84	9,50	0,96

Deutlicher als aus den Übersichten über Organ- und Teilstückgewichte und über die Schachtausbeute geht aus den *Ergebnissen der chemischen Analyse* (Tab. 8) das Nachlassen des Ausmästungsgrades von der ersten zur zweiten Schlachtung hervor. Das an bestimmten Stellen gehäuft abgelagerte Fett (Nierenfett, Darmfett) stellt nur einen geringen Anteil des Gesamtfettgehaltes des Schafkörpers dar. Die Durchmaserung des Fleisches mit Fetteinlagerungen hat am Gesamtfettgehalt einen höheren Anteil. Wie aus der Tabelle ersichtlich, gehen Trockensubstanz- und Fettgehalt parallel. Dagegen verhalten sich Fett- und Eiweißgehalt umgekehrt proportional. Mit steigendem Trockensubstanzgehalt steigt naturgemäß auch der Aschegehalt des Fleisches.

Zwischen den Gruppen sind bei der ersten Schlachtung keine Unterschiede zu finden. Bei der zweiten Schlachtung ist dagegen die Nr. 111 (Gr. I) als Durchschnittstier der Nr. 119 (Gr. II) in der Schlachtqualität erheblich überlegen. Auffallend ist der große Unterschied im Fettgehalt zwischen beiden Fleischproben der 2. Schlachtung. Dieser Unterschied bestand nicht nur zwischen den Hammeln Nr. 111 und Nr. 119, sondern war zwischen den Angehörigen der beiden Gruppen ganz allgemein zu finden. Die Hammel der Gr. I zeigten bei der 2. Schlachtung durchweg eine bessere Schlachtqualität als die der Gr..II.

Über das *Ausschlachtungsergebnis* läßt sich zusammenfassend sagen:

Unterschiede in den Schlachtqualitäten bestehen am Ende der Vorbereitungsfütterung nicht. Es scheint nicht die Form, in der die Nährstoffe gegeben wurden, für das Wachstum und für den Stoffansatz der Lämmer entscheidend zu sein, als vielmehr die Höhe der Nährstoffgaben, die ja in beiden Gruppen weitgehend gleich war.

Nach gemeinsamer Weidezeit und etwas knapper Stallhaltung sind die Hammel der Gr. I in ihren Gewichten und im Ausschlachtungsergebnis überlegen. Die Vorbereitung, die in dieser Gruppe schon in der frühen Jugendernährung mit voluminösen und rohfaserreichen Futterstoffen stattfand, scheint sich günstig auf die spätere Entwicklung ausgewirkt zu haben. Die in der ersten Jugendentwicklung knapp gehaltenen Vergleichstiere fallen gegenüber beiden Versuchsgruppen erheblich ab.

Tabelle 9. *Ergebnisse der Messungen am Verdauungskanal nach der im hiesigen Institut entwickelten Methode*

Gruppe	Länge in m		Volumen in Liter			
	Dünndarm	Dickdarm	Dünndarm	Dickdarm	Pansen	Labmagen
			1. Schlachtung			
I	26,75	6,77	4,48	3,23	7,37	1,93
Schwankgsbreite	24,60—29,30	6,12—7,74	3,60—5,90	3,05 - 3,58	4,23—10,15	1,65—2,23
II	25,26	6,40	3,47	2,86	11,00	1,99
Schwankgsbreite	23,50—27,26	5,92—6,75	3,00—4,33	2,38—3,30	8,68—15,58	1,80—2,35
			2. Schlachtung			
I	27,54	6,57	3,71	3,25	10,80	1,55
Schwankgsbreite	26,80—28,10	6,25—6,82	3,15—4,26	3,15—3,45	9,20—12,30	1,45—1,65
II	25,13	6.21	3,05	2,70	9,83	1,57
Schwankgsbreite	23,40—27,00	5,59—6.86	2,80 - 3,30	2,30—3,15	5,20—14,25	1,10—2,00
Vgl.	27,68	6 68	4,25	3,42	8,97	1,45
Schwankgsbreite	26,70—28,58	6,48—6,81	3,70—5,19	2,55—3,85	7,7—11,00	1,30—1,55

Messungen am Verdauungstraktus.

An den Verdauungsorganen (Därmen und Mägen) wurden *Volumen-* und bei den Därmen auch *Längenmessungen* vorgenommen. Wenn auch diese Daten für die Intensität der Verdauung keinen Anhalt geben, so lassen sie doch *Rückschlüsse auf das Fassungsvermögen* zu. Für die Intensität der Verdauung ist der Ablauf der physiologischen Vorgänge verantwortlich. Jedoch ist anzunehmen, daß bei gleichbleibender physiologischer Intensität der längere Darm mit dem größeren Fassungsvermögen besser in der Lage ist, voluminöses Futter zu verwerten.
Der Blinddarm wurde bei der Längen- und Volumenmessung dem Dickdarm zugerechnet. Dies geschah aus der Überlegung, daß sowohl im Blinddarm wie im Dickdarm die bakterielle Verdauung überwiegt, während die enzymatische und fermentative Verdauung im Dünndarm abläuft.

Die Darmlängen und Darmvolumina sind erheblichen *individuellen Schwankungen* unterworfen, die innerhalb einer Gruppe *größer sind als die Differenzen der Durchschnittswerte zwischen den Gruppen.* So schwankt die Dünndarmlänge bei der ersten Schlachtung in Gr. I zwischen 24,60 und 29,30 m, in Gr. II zwischen 23,50 und 27,26 m. Die Dickdarmlänge in Gr. I schwankt zwischen 6,12 und 7,74 m, in Gr II zwischen 5,92 und 6,75 m.

Das vorhandene Material reicht nicht aus, um Unterschiede in der Darmlänge statistisch zu beweisen, jedoch ist bei beiden Maßen die *Tendenz* vorhanden, daß *mit der rohfaserreichen, voluminösen Ernährung eine größere Darmlänge* parallel geht. Dies geht auch besonders aus den Werten der Vergleichstiere bei der 2. Schlachtung hervor, die bei geringstem Körpergewicht die höchsten Darmlängen aufzuweisen haben.

Nach MANGOLD [3] gelingt es beim Schwein nur in geringem Ausmaß, durch unterschiedliche Ernährung das Fassungsvermögen des Darmes zu beeinflussen. MANGOLD fand jedoch „die Andeutung einer gewissen entwicklungsmechanisch formenden Wirkung auf den Darmkanal". Diese Wirkung bestand darin, daß bei rein tierisch ernährten Schweinen der Dünndarm als Fermentverdauungsraum einen erhöhten Anteil am Gesamtverdauungsraum ausmachte, während bei vorwiegend vegetabilisch ernährten Schweinen Blinddarm und Dickdarm als Orte der Bakterienverdauung einen höheren Anteil am Gesamtfassungsvermögen des Darmes aufwiesen.

Nach unseren Untersuchungsergebnissen gehen beim Dünndarm Darmlänge und Fassungsvermögen parallel. Beim Blind- und Dickdarm sind diese Zusammenhänge nicht deutlich zu finden.

Eine Verlagerung des Hauptanteiles am Verdauungsraum, die nach der MANGOLDschen Darlegung bei der rohfaserarm ernährten Gruppe zum Dünndarm als Fermentverdauungsabschnitt, in der Gr. I dagegen zum Blind- und Dickdarm hätte führen können, trat nicht ein. Es scheint vielmehr die *Länge und damit auch das Volumen des Dünndarms am wenigsten konstant* zu sein, denn hier treten die größten Unterschiede zwischen den Gruppen auf. Diese Feststellung widerspricht der Ansicht SPÖTTELS, der der Meinung ist, daß die Bakterienverdauungsräume (Pansen und Dickdarm) durch unterschiedliche Ernährung am ehesten beeinflußt werden können, da im Verlauf der Ontogenese ihre Entwicklung zuletzt abgeschlossen ist.

In den Durchschnittswerten des Darmvolumens ist bei beiden Schlachtungen die Gr. I überlegen. Bei der 2. Schlachtung zeigt die Vergleichsgruppe, die im Rahmen dieses Versuches ebenfalls als Rohfasergruppe anzusehen ist, das größte Fassungsvermögen des Darmes trotz geringster körperlicher Entwicklung.

Während die *Messungen des Darmvolumens* sich technisch verhältnismäßig einfach durchführen ließen und bei den vorgenommenen mehrfachen Wiederholungen zu gut übereinstimmenden Werten führten, war dies bei den *Messungen am Pansen* nicht der Fall.

Trotz des niedrigen Druckes, der bei den Messungen verwendet wurde (20 mm Wassersäule) weiteten sich nach den ersten Messungen die Pansenwände, so daß die ersten bis dritten Messungen ständig steigende Werte ergaben. Erst bei weiteren Wiederholungen wurden ziemlich übereinstimmende Werte gefunden. Beim *Fassungsvermögen des Pansens* traten die *größten individuellen Unterschiede* auf. Die Werte schwankten zwischen 4,23 und 10,15 Ltr. in Gr. I bei der ersten Schlachtung und zwischen 8,68 und 15,58 Ltr. in Gr. II. Bei der ersten Schlachtung liegt daher auch der Durchschnittswert des Pansenvolumens in Gr. I erheblich unter dem der Gr. II, der auch bei der zweiten Schlachtung von keiner Gruppe erreicht wird. Da jedoch gerade bei den Pansenwerten die individuellen Schwankungen außerordentlich groß sind, ist nicht mit Sicherheit zu sagen, worauf dieser hohe Durchschnittswert zurückzuführen ist.

Die *Volumina des Labmagens sind recht ausgeglichen* und zeigen auch keine wesentlichen Unterschiede zwischen den Gruppen. Es fällt hierbei auf, daß die Volumina von der ersten zur zweiten Schlachtung geringer werden, das Fassungsvermögen des Labmagens also mit fortschreitendem Alter nicht zuzunehmen scheint. Bei unseren Messungen ist vielmehr ein gewisser Rückgang des Fassungsvermögens festzustellen.

Für die praktische Arbeit der Tierbeurteilung ist es von Interesse, festzustellen, ob und welche Zusammenhänge bestehen zwischen Darmlängen und Darmvolumen einerseits und bestimmten Körpermaßen andererseits. Trotz des verhältnismäßig geringen Materials wurden daher *Darmlängen und Darmvolumina zu den Maßen der Flankentiefe*, absolut und relativ, sowie zu den *Maßen der Rumpflänge*, absolut und relativ, *in Beziehung* gesetzt. Die Volumenwerte der Mägen wurden wegen ihrer außerordentlich hohen individuellen Schwankungsbreite bei diesen Berechnungen nicht mit berücksichtigt.

Dem geringen Material entsprechend ist die Streuung bei allen Zusammenstellungen sehr groß, und es *scheinen zwischen Rumpflänge und Darmlänge bzw. Darmvolumen keinerlei Beziehungen* zu bestehen.

Die *Darmlänge beträgt im Durchschnitt das $52^{1}/_{2}$-fache der Rumpflänge*, wobei das Verhältnis Rumpflänge zu Darmlänge von 1 : 48 bis zu 1 : 64 schwankt. Diese Werte decken sich nicht mit dem in der Literatur[2] angegebenen Verhältnis von durchschnittlich 1 : 27, da in unserem Versuch nicht die Körperlänge (gemessen von Maul bis After), sondern die Rumpflänge (gemessen von Bugspitze bis Sitzbeinhöcker) als Bezugsgröße gewählt wurde. Auch das Verhältnis der Flankentiefe in Prozent der Widerristhöhe zu

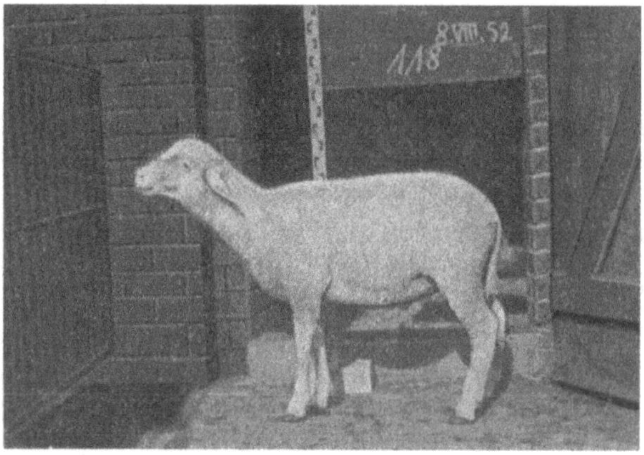

Abb. 6
Lamm Vers. Nr. 118 (Gr. I)

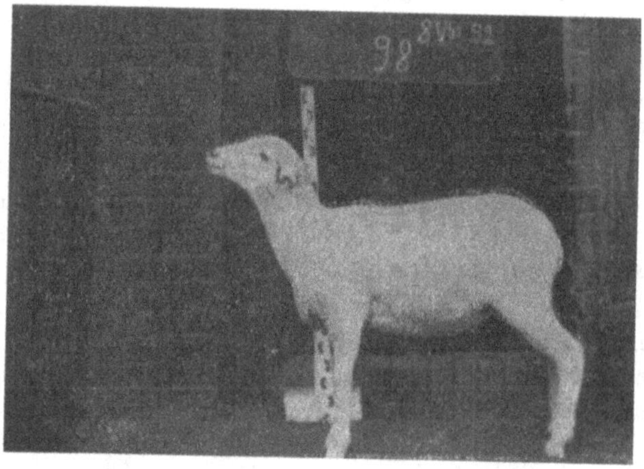

Abb. 7
Lamm Vers. Nr. 98 (Gr. II)

Darmlänge und Darmvolumen gibt keinen Hinweis für gewisse Beziehungen. Setzt man dagegen die absoluten Werte der Flankentiefe zu den Darmlängen in Beziehung, so ist daraus die *Tendenz zu erkennen, daß mit zunehmender Flankentiefe die Darmlängen ansteigen.* Diese Tendenz zeigt sich klarer bei den nach Abschluß der Vorbereitungsfütterung geschlachteten Tieren als bei den späteren Schlachtungen.

Zusammenfassung

Der Versuch zeigt, daß auch Absatzlämmer schon in der Lage sind, bei ausreichender Nährstoffzufuhr relativ rohfaserreiche und voluminöse Futtermittel gut zu verwerten. In der Futterverwertung sind sogar die rohfaserreich ernährten Lämmer den mit höher verdaulichen Futtermitteln ernährten Tieren überlegen.

Als Maß für die Verdaulichkeit der Futtermittel wurde der Rohfasergehalt gewählt. Der Rohfaseranteil der Futtermittel betrug

in Gr. I 515,8 g Rohfaser je kg Stärkewert,
in Gr. II 308,9 g Rohfaser je kg Stärkewert.

Die Volumensättigung scheint bei 30 kg schweren Absatzlämmern bei ca. 1300 g Trockenmasse zu liegen. Der von KIRSCH-WERNER angegebene Richtsatz von 1500 g Trockenmasse überstieg das Futteraufnahmevermögen der Lämmer unseres Versuches und dürfte wohl als oberste Grenze angesehen werden.

Die Futteraufnahme und damit die Entwicklung der Lämmer verlief in der Gr. I gleichmäßiger als in Gr. II. Für einen normalen Ablauf der physiologischen Vorgänge bei der Verdauung des Schafes scheint ein Mindestgehalt an Rohfaser (Rauhfutter) notwendig zu sein. Eine Ration von 100 g Heu und 800—1000 g Grünfutter neben leicht verdaulichem Kraftfutter enthält anscheinend nicht die hierzu erforderlichen Mengen Rohfaser.

Nach Umstellung auf den Weidegang zeigt sich anfangs die rohfaserarm ernährte Gruppe überlegen. Erst bei Abschluß der Weidezeit und während der anschließenden Stallhaltung hat die Gr. I wieder die höheren Durchschnittsgewichte aufzuweisen.

Die Schur zieht bei beiden Gruppen ein Stagnieren bzw. einen Rückgang der Körpergewichtsentwicklung nach sich. Der Grund hierfür kann in einem anfangs verstärkten Wollwachstum und in einer erhöhten Wärmeabgabe sowie in einer Anregung des gesamten Stoffumsatzes gesehen werden.

Auf die Körpermaße hat die unterschiedliche Ernährung nur geringen Einfluß. Nach Abschluß der Vorbereitungsfütterung bestehen im wesentlichen dieselben Verhältnisse zwischen den Körpermaßen beider Gruppen wie zu Versuchsbginn.

Die rohfaserarme Ernährung scheint die Entwicklung der Breitenmaße etwas zu fördern. Die Umstellung auf den Weidegang führt in Gr. I nicht zu wesentlichen Veränderungen in den Körperproportionen, während sie in der Gr. II ein verstärktes Höhenwachstum und ein Stagnieren der Breitenmaße nach sich zieht. Die Lämmer der Gr. I stehen daher im Alter von 13 Monaten dem Wirtschaftstyp näher als die der Gr. II. Bei den Lämmern der Vergleichsgruppe wirkt sich die knappe Jugendernährung in geringen Werten für die Breitenmaße aus.

In der Wolleistung ist die Gr. I überlegen. Da für den höheren Wollertrag höhere Nährstoffmengen zur Wollerzeugung in Anrechnung gebracht werden müssen, ist die Überlegenheit der Gr. I im Körpergewicht um so höher zu bewerten.

Nach Abschluß der Vorbereitungsfütterung ergeben sich im Ausschlachtungsergebnis keine wesentlichen Unterschiede zwischen beiden Gruppen. Auch das Gewichtsverhältnis der Teilstücke ist ziemlich ausgeglichen. Lediglich der Anteil der Bauchlappen liegt in Gr. I höher. Der Knochenanteil liegt in Gr. II etwas höher.

Die chemische Analyse des Gesamtfleisches zeigt einen höheren Eiweißgehalt in Gr. II, obwohl in der Fütterung dieser Gruppe das Eiweißstärkeverhältnis etwas weiter war.

Bei der zweiten Ausschlachtung zeigen sich die Hammel der Gr. I in allen Daten überlegen. Dies geht besonders aus dem Fleisch-Knochen-Verhältnis und aus dem Fettgehalt der Fleischprobe hervor.

Die Volumenmessungen am Verdauungstraktus ergeben große individuelle Unterschiede. Bei beiden Messungen ist jedoch die Tendenz festzustellen, daß mit der rohfaserreichen Ernährung die größere Darmlänge und das größere Darmvolumen parallel gehen.

Zwischen Körpermaßen und Darmlängen bzw. Darmvolumina sind keine festen Beziehungen zu finden. Ein gewisser Zusammenhang scheint zwischen der Darmlänge und der Flankentiefe zu bestehen.

Literaturverzeichnis

[1] DOEHNER, H.: Die Zusammensetzung des Schafkörpers unter Berücksichtigung der Schlachtwertklassen des Merinofleischschafes — Züchtungskunde, Bd. 20, 1948/49, S. 15.

[2] HAESLER, K.: Der Einfluß verschiedener Ernährung auf die Größenverhältnisse des Magen-Darmkanals bei Säugetieren. Zeitschr. für Züchtung, Reihe B, Bd. 17, 1930, S. 350.

[3] KIRSCH-WERNER: Nährstofftabellen.

[4] MANGOLD, E.: Die Verdauung bei den Nutztieren. Akademie-Verlag, Berlin 1950, S. 26.

[5] RICHTER, K. und CRANZ, K. L.: Untersuchungen über den Eiweißbedarf von abgesetzten Mastlämmern des Leineschafes. Züchtungskunde Bd. 22, 1950, S. 233.

[6] SPÖTTEL: Der Einfluß der Fütterung auf die Körperform, die Organe und die Leistungen der Schafe. Züchtungskunde, Bd. 7, 1932, S. 129.

Eingegangen am 15. 10. 53

Aus dem Institut für Tierzucht und Milchwirtschaft der Universität Göttingen
(Direktor: Professor Dr. F. HARING)

F. HARING, W. LEYDOLPH und F. SCHOLZE

Milchlämmermast auf unterschiedlicher Futtergrundlage

Angesichts des Preisverhältnisses von Wolle zu Fleisch übertreffen die *Einnahmen der Schafhaltung* aus der *Fleischerzeugung* diejenigen aus der Wollerzeugung erheblich. Deshalb verdient die Verbesserung der Fleischqualität durch Anwendung des richtigen Mastverfahrens, aber auch durch züchterische Maßnahmen, verstärkte Beachtung. Die Qualität des Schaffleisches ist so stark von der Güte des *Schaffettes* abhängig, daß ein sonst hochwertiges Fleisch durch harten Talg, der schwer schmilzt und leicht wieder erstarrt, in seinen Verbrauchseigenschaften gemindert wird. Das ist auch die wesentlichste Ursache, weshalb der Schaffleischverzehr in Deutschland so stark gesunken ist. Bei Untersuchungen im Institut für Tierzucht in Göttingen [1] zeigte sich, daß Nieren- und Netzfett sehr viel härter waren und viel stärker die unerwünschte Talgigkeit zeigten als das Fleischfett, welches in das Muskelgewebe eingelagert ist. Ausschlaggebend für die Erzeugungsrichtung der Schaffleischproduktion war aber die Feststellung, daß das Fett jüngerer Tiere leichter schmelzend, langsamer wieder erstarrend und erheblich weicher ist als von älteren Schafen mit längerer Mastzeit. Das Fleisch der Milchmastlämmer, die im Alter von 4 Monaten geschlachtet worden waren, hatte den geringsten Grad jener Talgigkeit, gleichzeitig aber auch die geringste Fettauflagerung, dabei aber trotzdem eine erwünschte intramuskuläre Fettdurchmaserung.

Das Erzeugungsziel für Schaffleisch läßt sich am besten über die *Milchlämmermast* erreichen. Dabei wird einmal die Milch der Mutterschafe als billiges Eiweißfutter und zum anderen das Jugendwachstum der Lämmer ausgenutzt; den Hauptzweck und -ziel der Milchlämmermast ist die Erzeugung von Fleisch, ehe im fortgeschrittenen Alter die Fettbildung der Tiere einsetzt.

Die Feststellung der Milchmenge der Mutterschafe ist schwierig und in der Praxis kaum durchführbar. Man verzichtet deshalb darauf und begnügt sich mit der Kontrolle des Beifutters, das als Ergänzung der Milchnährstoffe an die Lämmer verfüttert wird. Dabei darf man allerdings nicht übersehen, daß der Fütterung der säugenden Muttern dieselbe Bedeutung zukommt wie der Fütterung der Lämmer.

Für den geldlichen Erfolg der Mast ist entscheidend, inwieweit die Kosten der Mast durch weitestgehende Verwendung wirtschaftseigener Futtermittel gesenkt werden können, wobei vor allem die Abfälle des Hackfruchtbaues eingesetzt werden können.

Bedingt durch die geologische und klimatische Mannigfaltigkeit des niedersächsischen Raumes ist nicht in allen Teilen des Landes ein verstärkter Zuckerrübenanbau möglich, von dessen Abfall die Mutterschafe ernährt werden können. In diesen Kreisen, wozu vor allem das Eichsfeld und das Harzvorland zu rechnen sind, bildet die Futterrübe die Grundlage der Fütterung. Auf dem Versuchsgut Friedland der Universität Göttingen wurden daher im Winter 1952/53 mit Unterstützung der Deutschen Forschungsgemeinschaft zwei Futterrezepte auf ihre Brauchbarkeit für die Lämmermast untersucht, die diesen örtlichen Gegebenheiten angepaßt waren.

Tiermaterial und Futterplan

Die Versuchsdurchführung erfolgte in zwei Gruppen zu je 16 Mutterschafen mit Lämmern. Die Futtervorschrift für Gruppe A war den Voraussetzungen von Betrieben mit starkem Zuckerrübenanbau angepaßt, während die Fütterung der Gruppe B auf Betriebe mit Futterrübenanbau abgestellt war. Über den Vergleich der Geeignetheit verschiedener Schafrassen (frühreifen Fleischrassen mit Landschafen) für die Methode der Milchlämmermast und die Erzeugung einer erwünschten Schlachtqualität wurden anderen Orts berichtet [3].

Die Mutterschafe mit ihren Lämmern wurden nach folgender Anordnung auf die beiden Versuchsgruppen verteilt:

Rasse	Gruppe A		Gruppe B	
	Anzahl der Muttern	Anzahl der Lämmer	Anzahl der Muttern	Anzahl der Lämmer
Merinofleischschaf	2	4	5	5
Merinofleischschaf	4	4	—	—
Leineschaf	5	5	2	4
Leineschaf	—	—	4	4
Leineschaf belegt von Schwarzkopfbock	3	6	2	4
Leineschaf belegt von Schwarzkopfbock	2	2	3	3
Gesamt:	16	21	16	20

Das Ablammergebnis beträgt:

in Gruppe A 130% in Gruppe B 125%.

Im Einzelnen erhielten die Mutterschafe pro Tier und Tag:

Gruppe A	*Gruppe B*
1,5 kg Gehaltsrüben	3,0 kg Futterrüben
0,25 kg Wiesenheu	0,25 kg Luzerneheu
0,50 kg Haferstroh	0,50 kg Haferstroh
1,5 kg Silage (Zuckerrübenblatt)	

Dazu wurden in den letzten zwei Wochen der Trächtigkeit in Gruppe A jedem Schaf pro Tag 0,25 g Troblako und in Gruppe B 0,25 kg Luzerne zugelegt, um zu einer guten Milchleistung zu kommen.

Während der Säugezeit erhielten die Mutterschafe ein Milchleistungsfutter folgender Zusammensetzung:

Gruppe A	*Gruppe B*
Einlingsmuttern	Einlingsmuttern
0,25 kg Troblako	0,25 kg Troblako
0,15 kg Eiweißfutter	0,15 kg Hafer-Bohnenmischung
0,25 kg Wiesenheu	0,25 kg Luzerneheu
Zwillingsmuttern	Zwillingsmuttern
0,25 kg Troblako	0,25 kg Troblako
0,30 kg Eiweißfutter	0,30 kg Hafer-Bohnenmischung
0,50 kg Wiesenheu	0,50 kg Luzerneheu

Bei dem in Gruppe A gereichten Eiweißfutter handelt es sich um ein käufliches, gekörntes Futtermittel mit hohem Eiweißgehalt, das vom Landesschafzuchtverband Niedersachsen zur Verfügung gestellt wurde und unter dem Namen „Milchleistungs- und Mastfutter für Schafe“ im Handel ist.

Die Analysen der Futtermittel ergeben bei Berechnung mit dem Verdauungskoeffizienten nach KELLNER-FINGERLING für die einzelnen Futtermittel folgende Werte für verdauliches Eiweiß und Stärkewert (je kg Futter in g):

	verdaul. Roheiweiß	Stärkewert		verdaul. Roheiweiß	Stärkewert
Rüben	12	60	Troblako	49	423
Silage	16	99	Trockenschnitzel	57	534
Wiesenheu	50	325	Hafer/Bohnen	138	616
Luzerneheu	125	342	Eiweißfutter	176	552
Hafer	84	624	Stroh *)	14	166

*) Das Stroh wurde nicht analysiert, sondern nach den Angaben von RICHTER eingesetzt [6].

Auf Grund dieser Werte standen den Mutterschafen an Nährstoffen täglich zur Verfügung:

	Gruppe A verd. Eiweiß in g	*Gruppe A* Stärkewert in g	*Gruppe B* verd. Eiweiß in g	*Gruppe B* Stärkewert in g
vor dem Lammen	74	509	105	435
Einlingsmuttern	113	673	138	634
Zwillingsmuttern	152	837	190	813

Entscheidend für die Milchlämmermast ist — wie schon betont — die Milchleistung der Mutterschafe. Eine große Rolle spielt dabei vor allem, daß die Milchnährstoffe über einen längeren Zeitraum hin zur Verfügung stehen. Darüber hinaus ist die Muttermilch bei der Milchlämmermast aber auch für die Produktion der besten Fleischqualität unentbehrlich. Um zu einer guten Milchleistung zu kommen, ist eine nährstoffreiche Fütterung im letzten Teil der Trächtigkeit notwendig. Die Fütterung während der Säugezeit muß ebenfalls den erhöhten Leistungen der Schafe angepaßt sein. Hierfür finden wir in der Literatur Angaben, die zwischen 100—200 g verdaulichem Eiweiß und 600 — 1000 g Stärkewert täglich schwanken [2, 4, 5]. Ein Anhaltspunkt für die ausreichende Nährstoffversorgung der säugenden Muttern ist ihre Gewichtsveränderung während der Laktation, die neben der Beobachtung der Zunahmen der Lämmer auf die Richtigkeit der Fütterung schließen läßt.

Die Gewichtsveränderung der säugenden Mutterschafe während des Versuches

Die Mutterschafe wurden am Anfang der Laktation, nach der Geburt der Lämmer (Ende Dezember/Anfang Januar, am 13. 2., am 28. 3. und bei Beendigung der Laktation gewogen. Die Gewichtsveränderungeen sind in der folgenden Tabelle zusammengestellt:

Gewichtsveränderung der Mutterschafe während der Laktation

Gruppe		nach Ablammen	13. 2.	28. 3.	Ende der Laktation
A	absolut kg .	57,1	51,6	50,1	54,0
	relativ % .	100	90,4	87,7	94,6
B	absolut kg .	54,1	47.5	46,2	47,4
	rılativ % .	100	87,8	85,4	87,6

In Gruppe A liegt das tiefste Gewicht mit 50,1 kg = 87,7% am 28. 3. und steigt zum Ende der Laktation wieder an. In Gruppe B erfolgt gegen Ende der Laktation ebenfalls ein Anstieg, der das Gewicht vom 13. 2. wieder erreicht, während es in Gruppe A überschritten wird. Zwischen beiden Gruppen treten keine ausgsprochenen Unterschiede auf, so daß man annehmen muß, daß die Mutterschafe in Gruppe A trotz geringerer Eiweißration ebenfalls genügend Nährstoffe erhielten.

Lämmermast mit unterschiedlichem Beifutter

Sämtliche Lämmer wurden von der 2. Lebenswoche ab mit reinem Hafer und Luzerneheu beigefüttert. Von der 3. Mastwoche ab wurde Beifutter unterschiedlicher Zusammensetzung verabreicht. Aus der nachstehenden Übersicht geht hervor, daß Gruppe A Eiweißfutter und Troblako in der Mastfuttermischung erhielt, während Gruppe B an deren Stelle ein Hafer/Bohnengemisch (1 : 1) bekam. Der Verzehr an den einzelnen Futtermitteln und die Nährstoffaufnahme sind ebenfalls aus der nachstehenden Übersicht ersichtlich.

Absoluter Futterverzehr und Nährstoffaufnahme je Lamm in kg

	Mastdauer Tage	Hafer	Eiweißfutter	Troblako	Hafer/ Bohnen	Trock.-schnitzel	Luzerneheu	verdaul. Eiweiß	Stärkewert
				Gruppe A (für Zuckerrübenbetriebe)					
Einlinge	110	9,854	17,970	6,240	—	23,500	22,395	8,435	38,920
Zwillinge	120	9,954	17,932	4,164	—	23,534	23,534	8,631	39,277
				Gruppe B (für Nichtzuckerrübenbetriebe)					
Einlinge	117	16,184	—	—	17.830	23,330	22,920	8,018	41,388
Zwillinge	126	14,064	—	—	15.875	20,682	22,970	7,325	36,090

je Tier und Tag

	Gruppe A v. E.	Gruppe A Stw.	Gruppe B v E.	Gruppe B Stw.
Einlinge	0.077	0.354	0 069	0.353
Zwillinge	0.072	0.327	0.058	0.287

Die gewichtsmäßige Entwicklung der Lämmer geht aus der folgenden Zusammenstellung hervor:

Gewichtsentwicklung der Lämmer und Nährstoffaufwand je kg Zunahme

Mastdauer Tage	Anzahl der Tiere	Gewicht in kg Anfang	Gewicht in kg Ende	Zunahme in kg	Zunahme tägl. in g	Aufwand für 1 kg Zuwachs verd. Eiw.	Aufwand für 1 kg Zuwachs Stärkewert
			A Einlingslämmer				
110	11	4,9	36,1	31,2	284	0,270	1,247
			A Zwillingslämmer				
120	10	4,1	34,2	30,1	250	0,287	1,305
			B Einlingslämmer				
117	12	4,8	35,7	30,9	264	0,259	1,339
			B Zwillingslämmer				
126	8	3,9	29,8	25,9	206	0,283	1,392

In der Zusammenstellung der Ergebnisse wurde nur die Mastzeit zugrunde gelegt, in welcher sämtliche Lämmer in den einzelnen Gruppen vollzählig vorhanden waren. Denn infolge der unterschiedlichen Gewichtsentwicklung innerhalb einer Gruppe mußten die bereits schlachtreif gewordenen Lämmer, zur Verhinderung einer stärkeren Fettbildung, geschlachtet werden.

In Gruppe A war das Eiweiß/Stärkewertverhältnis mit 1 : 4,4 bei den Einlingslämmern und 1 : 4,5 bei den Zwillingslämmern etwas enger als in Gruppe B, wo es entsprechend 1 : 5,2 bzw. 1 : 5,0 betrug. In der Nährstoffaufnahme erhielten die Einlingslämmer der Gruppe A insgesamt 1,097 kg verdauliches Eiweiß mehr, aber 3,124 kg Stärkewert weniger als die Einlinge der Gruppe B. Bei den Zwillingslämmern ist der Unterschied in der Aufnahme an verdaulichem Eiweiß zwischen Gruppe A mit 8,6 und Gruppe B mit 7,3 kg noch stärker als bei den Einlingslämmern.

Über die Entwicklung der Lämmer gibt die graphische Darstellung Aufschluß. Die Entwicklungskurven, sowohl der Einzel- als auch der Zwillingslämmer in Gruppe A zeigen deren bessere Entwicklung gegenüber der Gruppe B

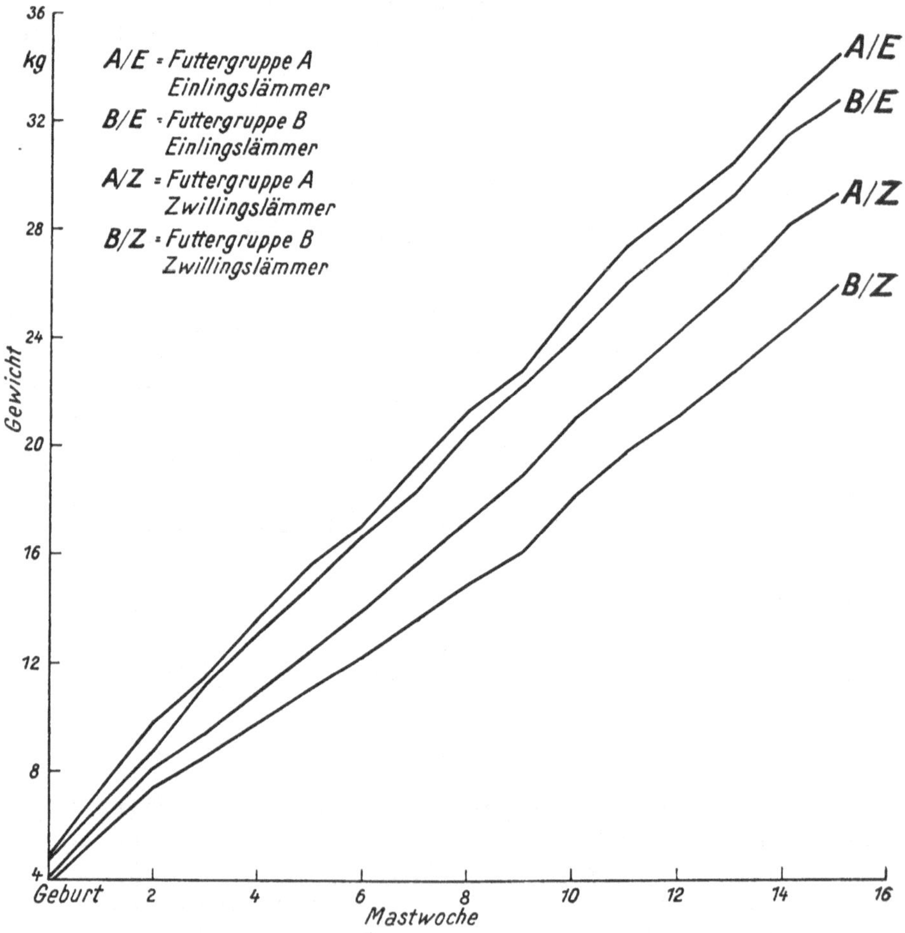

an. Dabei waren die Geburtsgewichte jeweils fast übereinstimmend. Da die Milchleistung der Muttern versuchsmäßig nicht erfaßt wurde, kann von der Entwicklung der Lämmer nur geschlossen werden, daß die Milchleistung in beiden Gruppen etwa gleich war, zumal bis zur 9. Woche die Entwicklung beider Gruppen annähernd gleichmäßig verläuft. Später scheint sich die höhere Eiweißmenge, die Gruppe A erhielt, auszuwirken. Bei den Zwillingen liegt die Gruppe B ab 4. Woche unter Gruppe A. Die Lämmermast ist also mit beiden Futterrezepten möglich und auch erfolgreich.

Die tägliche Durchschnittszunahme war in Gruppe B geringer als in Gruppe A, und zwar bei den Einlingslämmern um 20 g, bei den Zwillingen sogar um 44 g. Im Nährstoffaufwand ergab sich bei einem unwesentlichen geringeren Eiweißverbrauch ein höherer Stärkewertverbrauch in Gruppe B gegenüber A und zwa um 92 g bei Einlingen bzw. 87 g bei Zwillingen. Dieser Unterschied findet seine physiologische Erklärung in dem Ausschlachtungsergebnis, in welchem die etwas eiweißreicher ernährten Lämmer der Gruppe A Tendenz zur höheren Fleischbildung (Keule, Rücken, Vorderteil) zeigen, während die leichteren Lämmer der Gruppe B einen höheren Fettansatz aufweisen (1,305 kg gegen 1,191).

Die Ergebnisse der Ausschlachtung

Die Mastlämmer wurden, nachdem sie ein Lebendgewicht von etwa 35,0 kg erreicht hatten, versuchsmäßig ausgeschlachtet. Dabei konnten die folgenden Gewichte ermittelt werden.

Schlachtgewichte der Lämmer

	Gruppe A	*Gruppe B*
Mastendgewicht	35,9 kg	34,0 kg
Schlachthofgewicht	34,0 kg	32,1 kg
Hungerwert abs.	1,9 kg	1,9 kg
Hungerwert rel.	5,3 %	5,6 %
Schlachtgewicht	17,6 kg	16,5 kg
Ausbeute	51,8 %	51,4 %

Entsprechend der besseren Entwicklung haben die Lämmer der Gruppe A auch die besseren Gewichte bei der Schlachtung. Mit höherem Schlachtgewicht steigt aber nach HUNDT[4] auch das Gewicht der Fleischpartien an, was aus dem Versuchsergebnis ebenfalls zu ersehen ist.

Gewichte der Fleischpartien in kg und % vom Schlachtgewicht

	Gruppe A		*Gruppe B*	
	kg	% vom Schlachtgewicht	kg	% vom Schlachtgewicht
Keule	6,01	34,1	5,56	33,6
Rücken	2,98	16,9	2,85	16,3
Vorderteil	8,38	47,6	7,81	47,3
Fett	1,191	6,8	1,305	7,9

Unter Fett sind die Ablagerungen an der Niere, im Netz und am Darm (Micker) zusammengefaßt. Der Fettzuwachs ist bei den Lämmern der Gruppe B allerdings höher als bei Gruppe A. Dies kann einmal rassenmäßig bedingt sein, da die Lämmer aus der Gebrauchskreuzung Leine × Schwarzkopfbock in beiden Futtergruppen das wenigste Fett aufwiesen, die Leineschafe dagegen in beiden Fällen am meisten [3]. Alle Lämmer der Gruppe B hatten aber mehr Fett als die der Gruppe A, so daß es ebenfalls eine Folge der längeren Mastdauer in Gruppe B sein kann, da man annehmen muß, daß die Fettbildung der Tiere nach Erreichen einer gewissen Altersgrenze einsetzt.

Auf eine Behandlung der Rentabilitätsberechnung ist bei der Berichterstattung verzichtet worden, weil sich in den verschiedenen Teilen Deutschlands große Unterschiede hinsichtlich der Beschaffungsmöglichkeit und Preisbildung für die einzelnen Futtermittel ergeben. Die Erzeugungskosten können jederzeit aus den gegebenen Versuchsunterlagen durch die Einsetzung der Preise in die Futtermittel und der Erlös durch die Einsetzung der Lämmerpreise in die Schlachtgewichte errechnet werden.

Zusammenfassung

Auf Grund des Preisverhältnisses von Wolle zu Schaffleisch verdient die Verbesserung der *Fleischleistung* sowie der *Fleischqualität* verstärkte Beachtung. In einem Milchlämmermastversuch wurden deshalb zwei Futterrezepte A und B auf ihre Brauchbarkeit für die Lämmermast untersucht. Futterrezept A war dabei Betrieben mit verstärktem Zuckerrübenanbau angepaßt, Futterrezept B auf einen größeren Futterrübenanfall abgestellt.

Während der Säugezeit verloren die Mutterschafe in beiden Gruppen an Lebendgewicht; ausgesprochene Unterschiede zwischen den Gruppen traten nicht auf. Der Nährstoffbedarf der säugenden Schafe war daher mit 113 g verdaulichem Roheiweiß und 637 g Stärkewert pro Tier und Tag. bzw. 152 g verdaulichem Roheiweiß und 837 g Stärkewert für Zwillingssäuger anscheinend gedeckt.

Die Lämmer wurden ab 2. Lebenswoche zugefüttert. Die Entwicklung der Einzellämmer war in beiden Gruppen gut. Bei den Zwillingen fielen die Lämmer der Gruppe B ab und befriedigten nicht.

Zur Erzeugung von 1 kg Lebendgewichtszuwachs wurden von den Einzellämmern in Gruppe A 0,270 kg verdaul. Roheiweiß in 1,247 kg Stärkewert, in Gruppe B 0,259 kg verdaul. Roheiweiß in 1,339 kg Stärkewert benötigt. Die Zwillingslämmer hatten für 1 kg Zuwachs einen Bedarf von 0,287 kg verdaul. Roheiweiß in 1,305 kg Stärkewert in Gruppe A und 0,283 kg verdaul. Roheiweiß in 1,392 kg Stärkewert in Gruppe B. Im Lämmer- Beifutter betrug das Eiweiß-Stärkewertverhältnis in Gruppe A 1 : 4,4 bzw. 4,5, in Gruppe B hingegen 1 : 5,2 bzw. 5,0. Daraus ergibt sich, daß für die Lämmer der Gruppe B bei herabgesetzter Eiweißmenge ein etwas erhöhter Stärkewertaufwand nötig war.

Bei der versuchsmäßigen Ausschlachtung im Lebendgewicht von etwa 35 kg zeigen die Lämmer der Gruppe A bei höheren Endgewicht Tendenz zu stärkerer Fleischbildung und zu geringerem Fettansatz; offensichtlich eine Auswirkung des engeren Eiweiß-Stärkewertverhältnisses im Beifutter.

Quellenangabe

[1] AMEND: Das physikalische Verhalten der Körperfette bei Schafen verschiedenen Alters, zugleich ein Beitrag zur objektiven Qualitätsbeurteilung von Schaffleisch. Diss. Göttignen 1953, veröffentl. im Auszug in Züchtungskunde 1953 (im Druck).

[2] FRÖLICH: Zweckmäßige Junglämmermast. Mittlg. d. DLG, Berlin, Seite 72, 1933.

[3] HARING, LEYDOLPH, SCHOLZE: Lämmermastversuch mit verschiedenen Schafrassen und Kreuzungen, zugleich ein Beitrag zur Methodik der Schafmastleitstungsprüfung. Züchtungskunde, Band 25 (im Druck).

[4] HUNDT: Untersuchungen zur Variabilität der Schlachtkörperteile und der Organe bei Mastlämmern unter Berücksichtigung ihrer Beziehungen zum Schlachthofgewicht der Tiere. Landw. Jahrbücher, Parey, Berlin, 80. Bd., Seite 195, 1934.

[5] RICHTER und HUNDT: Mastversuche mit säugenden Lämmern. Züchtungskunde, Göttingen, 8. Bd., Seite 113, 1933.

[6] RICHTER: Praktische Viehfütterung. Ulmer, Stuttgart, 21.—24. Aufl., Seite 28, 1944.

Eingegangen am 21. 11. 53

Aus dem Tierzucht-Institut der Universität Kiel und dem Institut für Milcherzeugung der Bundesversuchs- und Forschungsanstalt für Milchwirtschaft, Kiel
(Direktor: Prof. Dr. W. KIRSCH)

GERHARD PECHT

Untersuchungen über die Herstellung von Fischsilagen nach verschiedenen Verfahren und mit verschiedenen Zusatzmitteln sowie die Verwertung von Fischsilagen durch Mastschweine mit besonderer Berücksichtigung der Schlachtqualität

Herrn Professor Dr. A. SCHEUNERT zum 75. Geburtstag gewidmet

Inhaltsverzeichnis

A. Einleitung

Die Verwendung von Fischen in der Ernährung landwirtschaftlicher Nutztiere ist zweifellos schon ebenso alten Ursprungs, wie Fischerei und Landwirtschaft überhaupt in unmittelbarer Nachbarschaft betrieben werden. Mit der Verarbeitung von Fischabfällen zu Fischmehl bzw. solcher Fische, die für die menschliche Ernährung nicht verwendbar waren, erschloß sich diesen hochwertigen Eiweißprodukten ein großes Absatzgebiet. Die gute Transport- und Lagerfähigkeit dieses Futtermittels und nicht zuletzt seine Preiswürdigkeit machten andere Konservierungsverfahren im allgemeinen unnötig. Nur dort, wo mit Rücksicht auf weite Transportwege, unzureichende Kapazität der Fischmehlfabriken oder aus anderen Gründen eine Verarbeitung auf Fischmehl nicht möglich war, wurde in geringem Maße Vorratshaltung durch Konservierung von frischen Fischen getrieben. Hierauf wiesen erstmals vor allem die Arbeiten von N. OLSSON (1942) aus der Haustierversuchsanstalt der Landwirtschaftlichen Hochschule Stockholm und von W. KIRSCH, H. JANTZON und F. SIEDEN (1943) aus dem Tierzucht-Institut der Universität Königsberg/Pr. hin (Literaturbesprechung s. unten). Erst etwa 8 Jahre später wurden die dort beschriebenen Verfahren in größerem Umfang aufgegriffen und bildeten, vor allem in Dänemark — auf der Basis einer Schwefelsäure- oder Ameisensäurekonservierung — das Fundament der „Fischsilage"-Industrie.

Schon 1951 erwähnte H. PETERSEN in den „Mitteilungen des Fischereiministeriums", Kopenhagen, 15 Herstellerbetriebe von Fischsilage namentlich und gab den Umsatz einer „Saison" (Oktober—April) mit 1500 t im Werte von $^1/_2$ Millionen Kronen an. — Nach einer zusammenfassenden Literaturauswertung von L. SPERLING (1952) über die verschiedenen Herstellungsverfahren und ihre praktische Anwendung in der Fütterung begann in Schleswig-Holstein eine ähnliche Entwicklung wie in Dänemark. Verfasser schätzt den Verkauf von 4 schleswig-holsteinischen Herstellerbetrieben im ersten Winterhalbjahr (1952/53) auf etwa 450 t. Es handelt sich dabei vorwiegend um Ameisensäure-Konserven; nicht einbezogen ist der Umsatz an „LKC-Futter" Das „LKC-Futter" wird durch milchsaure Vergärung der Fische mit Hilfe von Melasse und Milchsäurebakterien-Kulturen gewonnen. Es wird in Deutschland in dänischer Lizenz vertrieben (Literaturbesprechung siehe CARL, L. K., 1953, KÜHLMORGEN, 1952, KREMSA, R., 1952 und KREUZER, R., 1953).

Damit ist der Grundgedanke der Fischsilageherstellung, nämlich die Vorratshaltung mittels Konservierung von Fischen und Fischabfällen dort, wo eine Verarbeitungsmöglichkeit auf Fischmehl fehlt, weitergeführt. Fischsilage ist heute ein Handelsprodukt aus einem Fischrohmaterial, das dem Verarbeitungsprozeß auf Fischmehl nicht zugeführt wird — mit dem Ziel, vor allem dem Schweinezüchter und -mäster ein qualitativ hochwertiges tierisches Eiweißfutter zur Verfügung zu stellen.

Für die Forschung ergab sich daraus eine Reihe von Fragestellungen, die in erster Linie die Erarbeitung günstiger Konservierungsverfahren sowie die Anwendung von Fischsilagen in der Fütterung betrafen. Eine Übersicht über die in dieser Hinsicht bereits geleistete Arbeit gibt die nachstehende Literaturbesprechung.

B. Literatur

Die Literatur ist nicht sehr umfangreich und stützt sich im wesentlichen auf 2 Originalabhandlungen, nämlich auf eine Arbeit von N. OLSSON aus der Haustierversuchsanstalt der Landwirtschaftlichen Hochschule Stockholm (1942) und auf die Versuchsberichte von W. KIRSCH, H. JANTZON und F. SIEDEN aus dem Tierzucht-Institut der Universität Königsberg/Pr. (1943).

Die Einsäuerungsversuche von OLSSON gehen auf das Jahr 1936 zurück und bestanden ursprünglich aus einer direkten Übernahme des A.I.V.-Verfahrens aus der Konservierung von Grünfutter auf die Herstellung von Fischsilagen. Die A.I.V.-Lösung wurde später ganz durch 50%ige arsenfreie Schwefelsäure ersetzt. Weiterhin schlägt OLSSON bereits folgende Konservierungsmittel vor:

A.I.V.-Säure + Melasse,
Ameisensäure,
Natronlauge,
gelöschter Kalk

und gibt die Höhe der jeweiligen Dosierung nach Sommer- und Winterhalbjahr sowie nach dem Aschegehalt des Rohmaterials getrennt an. Da die empfohlenen großen Mengen an Konservierungsmitteln stets zu sehr sauren bzw. alkalischen pH-Werten führen, empfiehlt OLSSON für alle Silagen vor der Verfütterung eine Neutralisierung mit gelöschtem Kalk bzw. mit Säure.

Unabhängig davon kamen W. KIRSCH, H. JANTZON und F. SIEDEN (1943) zu ähnlichen Ergebnissen. Sie wiesen an Hand zahlreicher Gefäßversuche nach, daß sich rohe und gekochte Fische mit Ameisensäure konservieren lassen. Weiterhin gestaltete sich besonders günstig die kombinierte Einsäuerung von rohen und gekochten Fischen mit gedämpften und gedämpft eingesäuerten Kartoffeln. Es war dabei gleichgültig, ob die Fische mit frisch gedämpften oder bereits eingesäuerten Kartoffeln vermengt wurden. Für die Verfütterung an Mastschwine werden Mischungen aus Kartoffeln und Fischen in folgendem Verhältnis empfohlen:

früher Mastabschnitt	Kartoffeln 100 kg	Fisch 12,5 kg
mittlerer Mastabschnit	Kartoffeln 100 kg	Fisch 7,50 kg
später Mastabschnitt	Kartoffeln 100 kg	Fisch 3,75 kg

Mit derartigen Mischungen wurden Mast- und Verdauungsversuche an Schweinen im Vergleich zu Kartoffeln + Eiweißkonzentrat durchgeführt. Weiterhin wurden Verdauungsversuche am Borch mit reinen „Amasil"-konservierten Fischen beschrieben. Für die im silierten Fisch enthaltenen Nährstoffe wurden sehr gute Verdauungswerte errechnet.

Auf diese beiden Arbeiten beziehen sich im wesentlichen die Autoren H. PETERSEN (1951) und L. SPERLING (1952). PETERSEN gab einen Überblick über die schwedischen Versuche von OLSSON und ergänzte diese durch eine

Reihe von dänischen Erfahrungen, welche zur Hauptsache die technischen Probleme bei der Herstellung von Fischsilagen betreffen. SPERLING vervollständigte die bis 1952 erschienene Literatur mit detaillierten Fütterungsangaben für die verschiedenen Tiergattungen.

Jüngeren Datums sind die Arbeiten, die sich mit der Herstellung der *Fischgärungssilagen* befassen. Von wirtschaftlicher Bedeutung ist hier das technische Verfahren zur Herstellung des sog. „LKC-Futters". Das Verfahren ist nach dem dänischen Fabrikanten L. K. CARL benannt (Patentanmeldung 1953 und Erfahrungsbericht von KÜHLMORGEN, 1952, nicht veröffentlicht). Ein ähnliches Verfahren hat R. KREMSA entwickelt (1952, nicht veröffentlicht). Die genaueren mikrobiologischen Vorgänge bei der Herstellung dieser Silagen, welche durch die Säureproduktion von anaeroben Milchsäurebildnern unter Melassezusatz charakterisiert sind, hat R. KREUZER (1953) untersucht. Das Herstellungsverfahren beruht im wesentlichen auf der Schaffung optimaler Lebensbedingungen für die jeweils verwendete Milchsäurebakterien-Kultur (meistens Streptobacterium plantarum), d. h.

günstiger Anfangs-pH (ca. 6,5)
ausreichende Beimischung leicht vergärbarer Zucker (10—12% also 20—24% Melasse)
wachstumsfördernde Temperaturverhältnisse (ca. 21—25° C)
zusätzliche Ansäuerung nach Abschluß der Gärung (von pH ca. 4,5 auf ca. 3,9)
und kühle Lagerung der fertigen Silage.

Das durch die Vergärung stark verflüssigte Material wird mit feuchtigkeitsbindenden Mühlennachprodukten, Kartoffelflocken o. ä. vermischt.

Die weiter unten noch kurz erwähnten Arbeiten von TARR, SOUTHCOTT und BISSETT (1952) über die experimentelle Konservierung tierischer Nahrungsmittel mit Antibioticis wurden lediglich als Anregung aus dem Bereich der menschlichen Ernährung übernommen.

C. Eigene Versuche

Zweck der vorliegenden Arbeit war es, verschiedene Konservierungsmittel und -verfahren zu untersuchen und die Einzelheiten des Konservierungsablaufes festzulegen. Soweit darüber bereits nähere Angaben in der Literatur vorlagen, sind sie am Anfang jeder Versuchsbeschreibung kurz zitiert. Weiterhin wurden 4 Schweinemastversuche mit Fischsilagen an insgesamt 78 Läufern verschiedener Rassen durchgeführt. Besonders kritisch wurden dabei die Auswirkungen des Fettgehaltes in den Fischsilagen auf den Masterfolg sowie auf eine Beeinträchtigung der Fleisch- und Speckqualität beurteilt. Das Fleisch der mit Fischsilage gefütterten Tiere wurde deshalb nach der Schlachtung im Institut einer genauen Kontrolle unterworfen. — In den jeweiligen Vergleichsgruppen wurde den Schweinen hochwertiges Fischmehl verabreicht. Die Arbeit gliedert sich damit in 2 Hauptteile:

Teil I. Untersuchungen über die Herstellung von Fischsilagen nach verschiedenen Verfahren und mit verschiedenen Zusatzmitteln (Konservierungsversuche).

Teil II. Die Verwertung von Fischsilagen durch Mastschweine mit besonderer Berücksichtigung der Schlachtqualität (Schweinemastversuche).

Versuchsmethodik.

Alle Einsäuerungsversuche wurden in Glaszylindern mit folgenden Maßen durchgeführt:

Höhe 50 cm
Durchmesser 18 cm
Fassungsvermögen ca. 14 l.

Nach der Befüllung wurden die Gefäße mit einer 20 × 20 cm großen Glasplatte bedeckt.

Die Zerkleinerung der Fische erfolgte mit einem Fleischwolf (Antrieb: 3 PS-Elektromotor).

Die im folgenden unter „Versuchsbedingungen" gewählte Bezeichnung: „gemahlen xy mm" drückt das Maß der Zerkleinerung durch ein Sieb mit xy mm Lochgröße aus.

Die pH-Werte wurden an der Chinhydron-Elektrode mit dem Ionometer von Lautenschläger gemessen. Die in den ersten Abschnitten mitgeteilten pH-Werte sind Mittelwerte aus je 2 Parallelversuchen. Das Arbeiten mit Parallelversuchen erübrigte sich aber bald, als sich herausstellte, daß bei ihrer Messung keine Differenzen bestanden.

Die Bestimmung der Rohnährstoffgehalte der Futtermittel bzw. der Fische erfolgte nach der Weender Futtermittelanalyse, die Bestimmung des NH_3-Stickstoff durch Destillation mit Magnesiumoxyd.

(Alle Rohnährstoffgehalte sowie die graphischen Darstellungen über den jeweiligen Versuchsablauf finden sich in der Originalarbeit). [1])

I. Konservierungsversuche.

1. Einleitender Konservierungsversuch mit verschiedenen Säuren.

Der Versuch sollte einen Überblick über die Konservierungsfähigkeit verschiedener Säuren unter gleichen Bedingungen schaffen. Er sollte weiterhin einen ersten Bgriff von der Größenordnung vermitteln, in der sich bei späteren, genaueren Versuchen die Dosierung der einzelnen Konservierungsmittel zu bewegen hatte. Durch Anwendung der Säuren in äquivalenten Mengen war es möglich, die Unterschiede in der Konzentration der einzelnen Säuren auszuschalten und so zu einer Bestimmung ihrer spezifischen Konservierungswirkung zu kommen.

[1]) Einzusehen im Institut für Milcherzeugung der Bundesversuchs- und Forschungsanstalt für Milchwirtschaft-Kiel.

Versuchsbedingungen

Fisch: Großer, frischer Runddorsch, gemahlen 13 mm, roh.
Konservierungsmittel: konz. Schwefelsäure s (spezif. Gewicht) = 1,84
techn. Salzsäure, 36%ig
Rohameisensäure, 85%ig.

Dosierung: je 12 kg Fisch

324 ccm Schwefelsäure (= 100 Säureäquiv. bez. auf 100 kg Material)
1033 ccm Salzsäure (= 100 Säureäquiv. bez. auf 100 kg Material)
462 ccm Ameisensäure (= 85 Säureäquiv. bez. auf 100 kg Material)

Um eine gründliche Durchmischung mit dem Fisch zu ermöglichen, wurde die Säure (mit Ausnahme der Salzsäure) auf jeweils 1 Liter mit Wasser verdünnt und gut mit dem gemahlenen Fisch vermengt. Die Proben wurden in die bereits beschriebenen Glaszylinder abgefüllt und lose mit einer Glasplatte bedeckt.

Versuchsverlauf

Max. Temp. während des Versuches + 20° C. Anfangs mußten die Proben täglich gerührt werden, um die sich absetzende Flüssigkeit wieder mit dem Fisch zu vermischen. Die pH-Werte wurden jeden 2. Tag bestimmt.

Versuchsergebnis

Von den hier verwendeten Konservierungsmitteln kommen nur 2 für eine praktische Anwendung in Frage: Schwefelsäure und Ameisensäure. Einen nur geringen Konservierungseffekt hatte technische Salzsäure. Der mit Salzsäure konservierte Fisch hielt sich etwa einen Monat. Dazu war allerdings die sehr große Menge von 1033 ccm je 12 kg Fisch erforderlich.

100 Säureäquivalente konz. Schwefelsäure wirkten sehr stark säuernd und gut konservierend. Die p HWerte lagen über einen Zeitraum von 32 Tagen bei 1,75. Die Probe blieb, ohne gerührt zu werden, etwa 4 Monate stehen und wies nach dieser Zeit bei sehr gutem, frischen Geruch einen pH-Wert von 1,81 auf. Mit Schwefelsäure sind weitere Versuche durchgeführt worden.

85%ige Rohameisensäure hatte hier schon die günstigste Wirkung. Bei relativ hohen pH-Werten (4,0 stabil) erwies sie sich als sehr sicher konservierend. Auch hier waren nach 4 Monaten keine wesentlichen Veränderungen erkennbar (4,04). Der Ameisensäure wurde deshalb in weiteren Versuchen die größte Aufmerksamkeit zuteil.

2. *Konservierung mit 85%iger Rohameisensäure.*

Literatur

Über Konservierungsversuche an Fischen mit Amasil (90%ige Ameisensäure) berichten W. KIRSCH und Mitarbeiter (1943). Sie stellten eine über $5^1/_2$ Monate haltbare Konserve aus 25 kg gekochten Fischen und 1250 ccm Amasil her, das entspricht einer Menge von 5 l Amasil auf 100 kg gekochten Fisch. Die pH-Werte schwankten zwischen 3,70 und 4,2.

N. OLSSON (1942) schlägt für Winter- und Sommerhalbjahr sowie für unterschiedliches Fischmaterial folgende Mengen 85%iger Ameisensäure je 100 kg Fisch vor:

	Kleiner Dorsch	Vermischte Abfälle	Filet-abfälle
Oktober — April	1,3 l	1,6 l	2,1 l
Mai — September	1,6 l	1,9 l	2,4 l

Aus der gleichen Quelle sind Angaben über eine Relation zwischen Aschegehalt des Fischmaterials und erforderlicher Menge an Ameisensäure zu entnehmen:

Aschegehalt des Fischmaterials in %	Erforderliche Menge an Ameisensäure je 100 kg Fisch in l
2,0	0,85
2,5	1,00
3,0	1,15
3,5	1,30
4,0	1.45
4,5	1,60
5,0	1,75
5,5	1,90
6,0	2,05

Für jeden davon abweichenden Gehalt an Asche soll die entsprechende Menge Ameisensäure nach folgender Formel zu errechnen sein:

$$M = 0{,}25 + 0{,}3\,x,$$

worin M = Liter Ameisensäure und x = % Asche des Rohmaterials sind.

Eigene Versuche:

Versuchsbedingungen

Fisch: Frischer Abfallhering, z. T. ohne Innereien, gemahlen 7 mm, roh.

Konservierungsmittel: 85%ige Rohameisensäure.

Dosierung: je 10 kg Fisch 25—85 Säureäquivalente Ameisensäure
= 115,0—385,0 ccm.

Die 1. Dosis Ameisensäure wurde auf 0,5 l mit Wasser verdünnt. Da die gleichmäßige Veränderung der dunkelgrauen Fischfarbe in ein Hellgrau als Folge der Säureeinwirkung beim Vermischen nur stellenweise gegeben war, mußte weiter mit Wasser auf knapp 1 l verdünnt werden.

Nur beim Mischen mit der Hand (Gummihandschuhe) genügte weniger Wasser. Wie sich auch in späteren Versuchen herausstellte, hat der Grad der Säureverdünnung keinen Einfluß auf die Wirksamkeit der Konservierung. Nur wird bei sehr knapper Wasserzugabe die Konsistenz der Silage dünner,

Tabelle 1. *Konservierungsversuch an Fettfisch mit Ameisensäure*

Mengen Konservierungsmittel je 10 kg Fisch und Versuchsverlauf

Dosierung	pH-Werte und Zustand der Konserve nach Tagen																	
	2	4	6	8	10	12	14	16	18	20	22	24	26	28	30	32	34	36
25 Säureäquivalente = 115,5 ccm	4,60	4,66	4,76	4,91	4,92	4,94	4,96	4,99	5,02	5,08	5,23	5,39	5,61	—	—	—	—	—
Befund	Geruch gut, leicht fischig. Erster Fäulnisgeruch. schmutzig-graue Farbe, Blasen, Stark fauliger Geruch																	
30 Säureäquivalente = 134,8 ccm	4,51	4,53	4,57	4,60	4,69	4,80	4,81	4,81	4,87	4,92	4,98	5,11	5,39	-	—	—		—
Befund	Dickbreiige Konsistenz, Geruch gut, Farbe graubraun. Langsam in Fäulnis übergehend																	
35 Säureäquivalente = 154,0 ccm	4,20	4,29	4,40	4,46	4,51	4,52	4,53	4,55	4,56	4,57	4,58	4,59	4,59	4,60	4,59	4,60	—	4,60
Befund	Konsistenz dickbreiig, Geruch angenehm anchovisartig, Farbe hellgrau bis graubraun stichig. Ohne Änderung der Beschaffenheit einwandfrei																	
43 Säureäquivalente = 192,5 ccm	4,17	4,21	4,31	4,34	4,41	4,40	4,40	4,40	4,39	4,41	4,42	4,44	4,47	4,49	4,50	4,50	—	4,50
Befund	Einwandfrei. Befund wie oben. Leichter Schimmel im pH-Bereich über 4,3																	
64 Säureäquivalente = 288,8 ccm	3,81	3,87	3,92	3,97	3,98	3,99	4,00	4,00	4,03	4,08	4,09	4,13	4,19	4,21	4,21	—	—	4,21
Befund	Konsistenz dick- bis dünnbreiig. Einwandfrei																	
85 Säureäquivalente = 385,0 ccm	3,50	3,51	3,52	3,60	3,63	3,67	3,69	3,70	3,72	3,76	3,83	3,82	3.82	3,82	—	—	—	3,82
Befund	Konsistenz dünnbreiig																	

weil die höhere Säurekonzentration für einen intensiveren Zerfall der Fische sorgt. Im übrigen wird die erforderliche Menge Wasser von der jeweils angewendeten Mischtechnik bestimmt.

Versuchsverlauf

Max. Temp. während des Versuches + 13° C. Das Umrühren der Proben und die Messung der pH-Werte erfolgte jeden zweiten Tag. Der Zustand der Silagen wurde weiterhin täglich durch eine Geruchsprüfung kontrolliert. Die Einzeldaten sind aus Tabelle 1 zu entnehmen.

Das Material hielt sich, im Gegensatz zu den bei Magerfischen beobachteten Verhältnissen, auch nach wiederholtem Umrühren ziemlich dick. — Das erste geruchlich wahrnehmbare Eintreten von Fäulnis fiel ziemlich genau mit einem pH-Wert von 4,8 zusammen. — Die Stabilisierung der pH-Werte erfolgte sehr langsam.

Versuchsergebnis

Es gelang, mit Hilfe einer geringen Menge 85%iger Rohameisensäure, eine sehr angenehm riechende, dickbreiige Silage aus Abfallheringen herzustellen. Für die Konservierung von 10 kg Fisch waren 154 ccm Ameisensäure bereits ausreichend. Da im einleitenden Konservierungsversuch wie auch hier jeweils 85 Säureäquivalente angewendet wurden, war bereits eine vergleichende Betrachtung der Wirksamkeit von Ameisensäure unter verschiedenen Bedingungen möglich. — Der abweichende Verlauf der pH-Werte und die Verschiedenheit des Fischmaterials waren in folgenden Punkten gegeben:

	Versuch 1 (an Dorsch)	Versuch 2 (an Hering)
Stabilisierung der pH-Werte nach .	18 Tagen	22 Tagen
stabiles pH-Niveau	4,00	3,82
Max. Temperatur	+ 20° C	+ 13° C
Zerkleinerung in mm	13	7
Rohfettanteil	1,56 %	10,92 %
Roheiweißanteil	14,10 %	13,05 %
Ascheanteil	2,92 %	3,09 %

Die bessere Konservierungswirkung der gleichen Menge Ameisensäure in Versuch 2 kann auf die Unterschiede in der Temperatur, der Zerkleinerung oder des Rohfettgehaltes zurückzuführen sein. Am auffälligsten sind die Unterschiede in der Mahlfeinheit und in den Temperaturbedingungen. Da das Maß der Zerkleinerung sehr wahrscheinlich für die Konservierung von Bedeutung ist, wurden mit jeweils 43 Säureäquivalenten Ameisensäure verschiedene Fischsilagen unter sonst gleichen Versuchsbedingungen mit Ausnahme der Mahlfeinheit hergestellt.

3. Konservierung mit Ameisensäure unter besonderer Berücksichtigung der Mahlfeinheit.

Versuchsbedingungen

Fisch: Kleiner, frischer Runddorsch, roh
a) unzerkleinert
b) gemahlen 13 mm
c) „ 7 mm
d) „ 2 mm
Konservierungsmittel: Rohameisensäure, 85%ig.
Dosierung: je 10 kg Fisch 43 Säureäquivalente = 192,5 ccm.

Versuchsverlauf

Max. Temp. während des Versuches + 14° C. Anfangs wurden die Proben täglich gerührt, um den Fisch gut mit dem Konservierungsmittel in Berührung zu halten. Die pH-Werte wurden täglich bestimmt (graphische Darstellung des Versuchsverlaufes in der Originalarbeit).

Versuchsergebnis

In etwa 10 Tagen waren die Fische (unzerkleinert) in Stücke zerfallen, dabei war der pH-Wert sprunghaft auf über 5 gestiegen, die Konservierungsfähigkeit von 43 Säureäquivalenten (ca. 200 ccm) also nicht ausreichend. Die Einsäuerung von ganzen Fischen ist deshalb gleichbedeutend mit einer Vergeudung von Konservierungsmittel. Von größerem Interesse für die Praxis der Fischsilageherstellung ist der Befund, daß sich schon eine Zerkleinerung von 7 mm günstiger auswirkt, als eine Mahlfeinheit von 13 mm. Während im ersteren Falle nach 5 Tagen eine Stabilisierung des pH-Wertes bei 4,41 eintrat, bewirkten größere Stücke durch erhöhten Säureverbrauch das gleiche erst nach 7 Tagen bei 4,47. Ein noch feineres Mahlen als 7 mm ist mit einem motorbetriebenen Fleischwolf sehr schwierig. Hier sind die Unterschiede auch nicht mehr erheblich.

Mit dem gleichen Fischmaterial lief parallel ein Temperaturversuch.

4. Konservierung mit Ameisensäure unter besonderer Berücksichtigung der Temperatur.

Versuchsbedingungen

Fisch: Kleiner, frischer Runddorsch, gemahlen 7 mm, roh,
Konservierungsmittel: Rohameisensäure, 85%ig,
Dosierung: je 10 kg Fisch 43 Säureäquivalente = 192,5 ccm,
Temperaturbedingungen:
a) ⌀ Temp. + 2° C, Max. Temp. + 6° C (Kühlschrank)
b) ⌀ Temp. + 12° C, Max. Temp. + 16° C (Silokeller)
c) ⌀ Temp. + 18° C, Max. Temp. + 19° C (Labor)
d) ⌀ Temp. + 24° C, Max. Temp. + 28° C (Trockenschrankraum)

Versuchsverlauf

Die Proben waren an 4, in der Temperatur sehr unterschiedlichen Plätzen aufgestellt worden und blieben 3 Wochen unter Kontrolle. Die pH-Werte wurden täglich bestimmt. Rein äußerlich unterschieden sich die Proben erheblich in der Konsistenz. Mit steigender Temperatur ging der Zustand der Silagen von sehr dickbreiig nach dünnflüssig über. Der Versuch war nach 3 Wochen beendet.

Versuchsergebnis

Die jeweilige Lagertemperatur hat auf die Haltbarkeit der Silagen großen Einfluß. So konnten unter extremen Bedingungen bei Anwendung gleicher Säuremengen Unterschiede im stabilen pH-Niveau zwischen 4,26 (2° C) und 4,53 (24° C) beobachtet werden.

Es sollte mit Hilfe der beiden vorstehend beschriebenen Versuche nachgewiesen werden, daß der %-Gehalt an Asche nicht allein ausschlaggebend für die anzuwendende Säuremenge ist. Damit wäre die obenstehende Formel nach OLSSON (wenn sie zu einer generellen Berechnung der erforderlichen Säuremenge dienen soll) insofern ergänzungsbedürftig, als sie einen Faktor enthalten müßte, der Rücksicht auf die Temperatur- und die Zerkleinerungsbedingungen nimmt.

5. *Konservierung von gedämpften Magerfischen mit Ameisensäure*

Grundsätzlich wurde von der Verwendung gekochter oder gedämpfter Fische bei der Herstellung von Fischsilagen aus ernährungsphysiologischen Gründen Abstand genommen. Nur in Ausnahmefällen müßten gekochte oder gedämpfte Fische verarbeitet werden, so z. B. vor der Verfütterung an Füchse, weil das *Thiamin* durch die in einigen frischen Fischen (atlantischer Hering, Makrele, Fische der Karpfengruppe) enthaltene Thiaminase abgebaut wird, was gerade bei dieser Tiergattung zu schweren Mangelerscheinungen führen kann. Duch das Kochen bzw. Dämpfen aber wird die Thiaminase zerstört.

So wurden nur versuchsweise 10 kg gedämpfter Dorsch mit 25 und 35 Säureäquivalenten Ameisensäure konserviert und der Versuchsablauf im Vergleich zu rohgesäuerten Fischen registriert.

Während 35 Säureäquivalente zur Haltbarmachung von rohen Fischen nicht ausreichten, genügten sie zur Konservierung von gedämpftem Fisch. Bemerkenswert an einer so gewonnenen Silage war ihre sehr dünnflüssige Konsistenz.

6. *Konservierung mit konz. Schwefelsäure.*

Literatur

Ausführliche Anleitung zur Verwendung von 50%iger arsenfreier Schwefelsäure (s = 1,40) gibt N. OLSSON (1942). Er fordert für die Konservierung mit Schwefelsäure einen pH-Wert unter 2,5. Liegt das pH über 2,5, so wird mit Hilfe folgender Formel berechnet, wieviel Liter arsenfreier Schwefelsäure — s — weiter je 100 kg Rohstoff zugesetzt werden müssen:

$$s = 0{,}3 \cdot S \cdot (pH - 2{,}5)$$

worin die ursprünglich hinzugesetzte Säuremenge in Litern je 100 kg Rohstoff

Tabelle 2. *Konservierungsversuch mit konzentrierter Schwefelsäure*
Mengen Konservierungsmittel je 10 kg Fisch und Versuchsverlauf

Dosierung	pH-Werte und Zustand der Konserve nach Tagen																			
	1	2	3	4	5	6	7	8	9	10	11	12	13	14	15	16	17	18	19	20
30 Säureäquiv. = 81,0 ccm	3,97	4,12	4,33	4,68	5,07	5,42	5,61	5,80	5,91	—	—	—	—	—	—	—	—	—	—	—
Befund	Konsistenz dünn Farbe weiß Geruch sehr frisch			Schnell verdorben																
40 Säureäquiv. = 108,0 ccm	3,91	3,99	4,16	4,52	4,73	4,99	5,14	5,56	6,19	—	—	—	—	—	—	—	—	—	—	—
Befund	Konsistenz dünn Farbe weiß Geruch sehr frisch			Farbe grau, Blasen, verdorben																
50 Säureäquiv. = 135,0 ccm	3,55	3,67	3,78	3,88	4,27	4,31	4,50	4,66	4,83	—	—	—	—	—	—	—	—	—	—	—
Befund	Konsistenz dünnbreiig Farbe weiß Geruch sehr frisch					Schimmelbefall Fäulnisgeruch Farbe grau			Verdorben											
60 Säureäquiv. = 162,0 ccm	3,37	3,45	3,51	3,57	3,63	3,67	3,69	3,71	3,74	3,77	3,77	3,78	3,78	—	—	3,78	—	—	—	3,78
Befund	Konsistenz dünn, Farbe weiß, Geruch sehr frisch; kein Schimmel																			
70 Säureäquiv. = 189,0 ccm	2,86	2,96	3,02	3,04	3,07	3,07	3,08	3,08	3,10	3,10	3,10	—	—	—	—	3,10	—	—	—	3,10
Befund	Probe einwandfrei																			
80 Säureäquiv. = 216,0 ccm	2,66	2,69	2,71	2,72	2,72	2,72	—	—	—	—	2,72	—	—	—	—	2,72	—	—	—	2,72
Befund	Die Konserve hat, zwar sehr flüssig, noch den gleichen, sehr frischen, säuerlichen Geruch nach Essigfischen wie bei Beginn der Konservierung																			

und worin pH der pH-Wert ist, der bei den Kontrollmessungen festgestellt wird. Zur Neutralisierung der Silage vor dem Verfüttern berechnet OLSSON einen Zusatz von 37 g Kreide je kg Silage bis zum pH-Wert von ungefähr 4,0. Die Silage soll 3 Stunden nach der Neutralisierung verwendungsfähig sein und im Laufe von höchstens 2 Tagen verbraucht werden.

Eigene Versuche:

Versuchsbedingungen

Fisch: Frischer Filetierungsabfall vom Kabeljau, gemahlen 7 mm, roh.
Konservierungsmittel: konz. Schwefelsäure, s = 1,84.
Dosierung: je 10 kg Fisch 30—80 Säureäquivalente = 81—216 ccm.

Versuchsverlauf

Max. Temp. während des Versuches + 18° C. Die mit der konz. Schwefelsäure vermischten Mengen Fisch nahmen sofort eine fast weiße Farbe an und zeichneten sich durch einen sehr frischen, säuerlichen Geruch aus. Die hier besonders auffällige Eiweißkoagulierung im Augenblick der Säurezugabe (trocken-bröckelige Konsistenz der Silage) schlug schon nach kurzer Zeit (ca. 12 Stunden) in eine sehr dünnbreiige bis flüssige Konsistenz um. Die Umsetzung der Säure mit dem Fisch erfolgte relativ schnell, so daß eine tägliche Messung der pH-Werte nur 9 Tage lang erforderlich war. (Alle Einzeldaten sind aus Tab. 2 zu entnehmen.) Entsprechend schnell trat der Verderb der ungenügend konservierten Silagen ein (schmutzig-graue Verfärbung, Gasbildung, sehr unangenehmer Geruch).

Versuchsergebnis

Konzentrierte Schwefelsäure wirkte außerordentlich stark säuernd. Bei hohem Grätenanteil (Aschegehalt 5,96%) und Zimmertemperatur lag die hier ermittelte untere Konservierungsgrenze bei 162 ccm Schwefelsäure je 10 kg Fischrohmaterial. Eine mit dieser Menge hergestellte Silage wies bei sehr heller Farbe, frischem Geruch und dünner Konsistenz einen stabilen pH-Wert von 3,78 auf. Schimmelbefall trat nicht ein.

Die Versuchssilagen mit 70 bzw. 80 Säureäquivalenten konz. Schwefelsäure wurden zu Neutralisierungsversuchen mit Futterkalk bzw. Schlämmkreide weiter verwendet. Die Versuchsbeschreibung folgt im Anschluß an die Darstellung der mit AIV-Säure durchgeführten Konservierungsversuche.

7. *Konservierung mit AIV-Säure* [1]).

Versuchsbedingungen

Fisch: Frischer Filetierungsabfall von Kabeljau, gemahlen 7 mm, roh.

[1]) Das hier verwendete Säuregemisch aus Salzsäure und Schwefelsäure ist als „AIV-Säure" bezeichnet worden, weil es in seiner Zusammensetzung und im Mischungsverhältnis im wesentlichen der nach A. I. VIRTANEN benannten und patentierten Originallösung entspricht. Unbedingte Indentität ist nicht gegeben.

Tabelle 3. *Konservierungsversuch mit AIV-Lösung*

Mengen Konservierungsmittel je 10 kg Fisch und Versuchsverlauf

Dosierung	pH-Werte und Zustand der Konserve nach Tagen																				
	1	2	3	4	5	6	7	8	9	10	11	12	13	14	15	16	17	18	19	20	21
125 ccm	4,43	4,57	4,74	5,01	6,45	6,51	6,42	6.38	6,27	—	—	—	—	—	—	—	—	—	—	—	—
Befund	Sehr schnell in Fäulnis übergehend																				
200 ccm	4,17	4,23	4,37	4,49	4,86	4,93	5,22	5,38	5,41	—	—	—	—	—	—	—	—	—	—	—	—
Befund	Konsistenz breiig Farbe hellbraun Geruch gut			Unter schmutziggrauer Verfärbung und Gasentwicklung verdorben																	
250 ccm	4,09	4,11	4,22	4,30	4,43	4,49	4,54	4,58	4,63	4,82	5,10	5,33	5,79	—	—	—	—	—	—	—	—
Befund	Konsistenz dünnbreiig Farbe hellbraun Geruch gut				Leichter Schimmel. Langsam in Fäulnis übergehend																
300 ccm	3,92	3,98	4,04	4,09	4,13	4,16	4,24	4,31	4,38	4,68	5,19	5,73	—	—	—	—	—	—	—	—	—
Befund	Einwandfrei, wie oben							Leicht Schimmel			Fäulnis										
350 ccm	3,76	3,81	3,91	3,88	3,85	3,85	3,86	3,85	3,85	—	—	—	3,85	—	—	—	3,85	—	—	3,85	—
Befund	Konsistenz dünnbreiig-flüssig, Farbe hellbraun, Geruch gut. Erste stabile Konserve, kein Schimmel																				
400 ccm	3,17	3,25	3,36	3,35	3,35	3,34	3,35	3,34	3,34	—	—	—	3,34	—	—	—	3,34	—	—	3,34	—
Befund	Sicher konserviert, Befund wie oben, noch etwas flüssiger																				

Konservierungsmittel: Eine AIV-Lösung, hergestellt aus
35 Vol% 33%iger HCl und
19 Vol% 95%iger H_2SO_4
mit Leitungswasser auf 100 Vol% verdünnt.

Dosierung: je 10 kg Fisch 150—400 ccm AIV-Lösung.

Versuchsverlauf

Max. Temp. während des Versuches + 18° C. Keine so sichere Wirkung wie bei der Anwendung von Schwefelsäure. Das erste geruchlich wahrnehmbare Eintreten von Fäulnis fiel auch hier ziemlich genau mit einem pH-Wert von 4,4 zusammen. Der in Tab. 3 im einzelnen dargestellte Versuchsverlauf veranschaulicht, daß die Dosierung beinahe zu gering gewählt worden wäre. Die meisten Proben verdarben in kurzer Zeit.

Versuchsergebnis

Zur Konservierung von 10 kg Fisch waren 350 ccm AIV-Lösung oben beschriebener Zusammensetzung erforderlich. Der Konservierungseffekt war ungünstiger als bei alleiniger Verwendung von konz. Schwefelsäure. Das Verfahren hat für die Praxis der Fischsilageherstellung keine Bedeutung.

Es wurde mit AIV-Lösung ein weiterer Temperaturversuch durchgeführt. Das Ergebnis entspricht den bei Ameisensäure gemachten Erfahrungen.

8. *Neutralisierungsversuche an stark sauren Silagen.*

Neutralisiert wurde jeweils eine Menge von 10 kg Silage mit
a) kohlensaurem Futterkalk und
b) Schlämmkreide.

Von den Neutralisierungsmitteln wurden zunächst rein empirisch 100 g je 10 kg Silage angewendet.

Die Ausgangs-pH-Werte der Proben lagen bei
A. 3,29 (Schwefelsäure-Konserve) B. 2,81 (Schwefelsäure-Konserve)
C. 3,21 (AIV-Konserve).

Der Versuchsverlauf wird aus den Tabellen 7, 8 und 9 ersichtlich.

Tabelle 7. *Neutralisierung von 10 kg Silage mit 100 g kohlens. Futterkalk*

pH-Werte	Probe A H_2SO_4	Probe B H_2SO_4	Probe C AIV
Anfangs-pH . .	3,29	2,81	3,21
nach 1 Stunde .	4,30	3,90	4,01
nach 2 Stunden .	4,32	3,94	4,00
nach 3 Stunden .	4,33	3,94	4,02
nach 24 Stunden	4,39	4,03	4,09
nach 2 Tagen . .	4,76	4,64	4,71
nach 4 Tagen . .	5,25	5,41	5,33

Bei Zugabe der Gesamtmenge Futterkalk wirkte sich die starke Reaktion mit der Säure (Schaumbildung) sehr störend aus. Die Neutralisierung wurde deshalb in gleicher Weise mit Schlämmkreide wiederholt.

Tabelle 8. *Neutralisierung von 10 kg Silage mit 100 g Schlämmkreide*

pH-Werte	Probe A H_2SO_4	Probe B H_2SO_4	Probe C AIV
Anfangs-pH . .	3,29	2,81	3,21
nach 1 Stunde .	4,33	3,92	4,35
nach 2 Stunden .	4,33	3,96	4,37
nach 3 Stunden .	4,34	3,95	4,39
nach 24 Stunden	4,50	4,06	4,51
nach 2 Tagen . .	4,84	4,41	4,76
nach 4 Tagen . .	5,11	4,98	4,98

Die Reaktion war gleichermaßen heftig. Aus der Übersicht geht hervor. daß die größere Neutralisierungswirkung bei Schlämmkreide liegt. Der eigentliche Neutralisierungsvorgang ist praktisch schon nach 1 Stunde abgeschlossen. Durch häufiges Umrühren ist der Schaum ebenfalls in der gleichen Zeit zu beseitigen.

Die Haltbarkeit der neutralisierten Silage liegt bei etwa 3 Tagen (⌀ Temp + 15° C). Ein weiterer Teil der Probe B wurde mit kleineren Futterkalkgaben — 10 g — stufenweise neutralisiert,

Tabelle 9. *Stufenweise Neutralisierung von 10 kg Silage mit 100 g Futterkalk (je 10 g in 5 min.)*

Anf.-pH = 2,81	+ 10 g	+ 10 g	+ 10 g	+ 10 g	+ 10 g	+ 10 g	+ 10 g	+ 10 g	+ 10 g	+ 10 g
pH-Wert . .	2,84	2,87	2,88	3,02	3,21	3,36	3,49	3,65	3,81	3,93
nach 2 Stunden	—	—	—	—	—	—	—	—	—	3,93
nach 24 Stunden	—	—	—	—	—	—	—	—	—	4,17
nach 4 Tagen .	—	—	—	—	—	—	—	—	—	5,56

Es bestehen nur geringe Unterschiede zum einfacheren Verfahren der sofortigen Zugabe der Gesamtmenge Futterkalk. Allerdings wird das Schäumen der Masse vermieden und eine schnellere Stabilität des pH-Wertes erreicht.

Aus den oben angegebenen Zahlen ergibt sich rechnerisch ein Aufwand von 100 g Futterkalk zur Erhöhung des pH Wertes um 1,12, bzw.

ein Bedarf an Futterkalk von ca. 92g
zur Erhöhung des pH-Wertes um 1,00.

Die laufende Kontrolle des pH-Wertes bei der stufenweisen Neutralisierung deutet aber darauf hin, daß in sehr saurem Bereich etwas mehr Kalk verbraucht wird als in weniger saurem Milieu.

9. *Konservierung mit Melasse und Rohameisensäure.*

Literatur

Auf die baktericide Wirkung von Melasse weist bereits H. PETERSEN (1951) hin. Er schlägt eine Kombination von 50%iger arsenfreier Schwefelsäure mit Melasse in folgenden Mengen vor:

Auf 100 kg Fisch

20 kg Melasse
2 l 50%ige Schwefelsäure

und gibt einen daraus resultierenden pH-Wert von 3,75 an. Dazu empfiehlt er nach OLSSON (1942) vor der Verfütterung eine Zugabe von 14 g Kreide je kg Silage zur Neutralisierung.

R. KREUZER (1953) warnt in seiner Arbeit über Fischgärungssilage vor der Zugabe der gesamten Menge Melasse vor der Vergärung, weil ihre keimtötende Wirkung von nachteiligem Einfluß auf die Milchsäurebildner sein würde.

In eigenen Versuchen wurde darum die Melasse in Kombination mit verschiedenen Säuren auf ihre konservierende Wirkung geprüft.

Versuchsbedingungen

Fisch: Kleiner, frischer Runddorsch, gemahlen 7 mm, roh

Konservierungsmittel: Rübenmelasse, Zuckergehalt ca. 50%
Rohameisensäure, 85%ig

Dosierung: je 10 kg Fisch 100 ccm Ameisensäure
0,25—2 kg Melasse

Kontrollversuch: 100 ccm Ameisensäure ohne Melasse.

Versuchsverlauf

Max. Temp. während des Versuches + 14° C. Die Kontrolle der pH-Werte erfolgte täglich. Nur bei Stabilisierung der Werte wurden sie in größeren Abständen gemessen. Die im einzelnen angewandten Mengen an Melasse, die pH-Werte und die jeweiligen Ergebnisse der Sinnenprüfung sind in Tabelle 4 aufgeführt.

Die Kontrollprobe (100 ccm Ameisensäure auf 10 kg Fisch ohne Melasse) war in 7 Tagen vollständig verdorben.

Bei einer Dosierung von 500 g Melasse je 10 kg Fisch stabilisierte sich der pH-Wert noch nach 15 Tagen, obwohl er außerordentlich hoch lag. Während bei einer Konservierung, die nur mit Ameisensäure durchgeführt wird, ein pH-Wert von 4,8 erreicht werden kann, ohne daß ein Fäulnisgeruch spürbar ist, tritt hier selbst bei 4,95 kein Verderb der Konserve ein. Berücksichtigt man aber, daß die Maximaltemperatur während des Versuches nur + 14° C betrug, so dürfte eine Menge von 500 g Melasse auf 10 kg Fisch für normale Verhältnisse zu knapp bemessen sein.

Versuchsergebnis

Die Sicherheit der Konservierung wird mit steigendem Melasseanteil größer. Störend wirkte sich in jedem Falle der Schimmelbefall aus, der erst bei hohem Melasseanteil zurückging (1500 g). Da ein Lagern der Silage unter Luftabschluß praktisch nicht möglich ist, wurde in dem folgenden Versuch die Melasse mit konz. Schwefelsäure kombiniert, um durch Senken des pH-Wertes den Schimmel ganz auszuschalten.

Tabelle 4. *Konservierungsversuch mit Melasse und 85%iger Rohameisensäure*
Mengen Konservierungsmittel je 10 kg Fisch und Versuchsverlauf

100 ccm Ameisensäure +	pH-Werte und Zustand der Konserve nach Tagen																			
	1	2	3	4	5	6	7	8	9	10	11	12	13	14	15	16	17	18	19	20
250 g Melasse	4,69	4,76	4,83	4,92	4,99	5,02	5,17	5,37	—	—	—	—	—	—	—	—	—	—	—	—
Befund	Sehr dick Geruch gut		Zunehmend fauliger Geruch ...																	
500 g Melasse	4,68	4,71	4,74	4,78	4,79	4,83	4,85	4,86	4,87	4,89	4,91	4,92	4,93	4,93	4,94	4,96	4,95	—	4,95	—
Befund	Konsistenz dickbreiig, Geruch gut						Leichter Schimmelbefall Schimmel entfernt						Geruch gut, leicht nach Schimmel, nicht faul ...							
750 g Melasse	4,67	4,70	4,73	4,76	4,79	4,82	4,85	4,86	4,87	4,89	4,90	4,90	4,90	—	—	4,90	—	—	4,90	—
Befund	Dickbreiig, Geruch gut							Schimmelbefall, nach Entfernen einwandfrei												
1000 g Melasse	4,65	4,69	4,72	4,76	4,80	4,81	4,83	4,83	4,84	4,84	—	—	4,84	—	—	4,84	—	—	—	—
Befund	Konsistenz ziemlich dick, Geruch gut, leichter Schimmelbefall ...																			
1250 g Melasse	4,63	4,65	4,68	4,71	4,73	4,76	4,79	4,82	4,82	—	—	—	4,82	—	—	—	—	—	—	—
Befund	Außer kleinen Schimmelkolonien einwandfrei ...																			
1500 g Melasse	4,63	4,66	4,67	4,72	4,73	4,75	4,79	4,80	4,80	—	—	—	4,80	—	—	—	—	—	—	—
Befund	Fast ohne Schimmel, Geruch stark nach Melasse ...																			
Kontrollversuch: ohne Melasse	4,66	4,68	4,71	4,74	4,80	4,89	4,93	—	—	—	—	—	—	—	—	—	—	—	—	—
Befund	Innerhalb 6 Tagen vollständig verdorben ...																			

10. Konservierung mit Melasse und konz. Schwefelsäure.

Versuchsbedingungen

Fisch: Kleiner, frischer Runddorsch, roh, gemahlen 7 mm
Konservierungsmittel: Rübenmelasse, Zuckergehalt ca. 50%
konz. Schwefelsäure, s = 1,84
Dosierung: je 10 kg Fisch 500 g Melasse
75—150 ccm Schwefelsäure
Kontrollversuch: 150 ccm Schwefelsäure ohne Melasse.

Versuchsverlauf

Max. Temp. während des Versuches + 14° C. Die allgemeine Behandlung der Proben war die gleiche wie in Versuch 9. Dosierung, pH-Werte und Befunde sind in Tab. 5 dargestellt. Die einzelnen Proben verhielten sich sehr unterschiedlich. 150 ccm konz. Schwefelsäure ohne Melasse (Kontrollversuch) wirken sehr stark säuernd, sind aber zur Konservierung nicht ausreichend 75 und 100 ccm können eine Vergärung der Melasse nicht verhindern, die als Fehlgärung unter überwiegender Bildung von Essigsäure, nur zu einer vorübergehenden essigsauren Konservierung führt. Erst eine Silage mit 125 ccm Schwefelsäure und 500 g Melasse hat den Versuch positiv überstanden. Trotzdem war auch hier ein leicht essigsaurer Geruch spürbar.

Versuchsergebnis

Ein sehr gutes Konservierungsmittel wurde aus 150 ccm konz. Schwefelsäure und 500 g Melasse, auf 10 kg Fisch berechnet, hergestellt. Ein damit konservierter Fisch blieb, selbst bei Luftzutritt, frei von Schimmelbefall und wies ein sehr konstantes pH-Niveau um 4,1 auf. Ein gewisser Mangel liegt in der stark verflüssigenden Wirkung der Schwefelsäure.

11. Konservierung mit Aureomycin.

Literatur

Alle bisher veröffentlichten Untersuchungen befassen sich lediglich mit der Frischhaltung von Lebensmitteln für den menschlichen Genuß.

TARR, SOUTHCOTT und BISSETT (1952) stellten derartige Versuche mit 15 Antibioticis an und bestimmten die Wirksamkeit dieser Mittel durch Keimauszählungen an Fisch- und Fleischstücken. Als wirksam erwiesen sich Aureomycin, Terramycin und Chloromycetin. Aureomycin verhindete eine Verderbnis von zerkleinertem Fleisch in einer Konzentration von 0,5—2,0 mcg pro g, bzw. von 5 oder 10 mcg pro ml Lösungsmittel in Lösung. E. HESS (1950) stellte bei ähnlichen Untersuchungen am fettarmen Lachs ebenfalls das Aureomycin als besonders wirksam heraus (vor Penicillin, Streptomycin und Chloromycetin).

Die eigenen Versuche wurden daher in erster Linie mit Aureomycin und zwar mit bedeutend höherer Dosierung durchgeführt. Sie sind im folgenden genauer beschrieben.

Tabelle 5. *Konservierungsversuch mit Melasse und konz. Schwefelsäure*
Mengen Konservierungsmittel je 10 kg Fisch und Versuchsverlauf

500 g Melasse +	pH-Werte und Zustand der Konserve nach Tagen																			
	1	2	3	4	5	6	7	8	9	10	11	12	13	14	15	16	17	18	19	20
Kontrollversuch	3,39	3,41	3,59	3,70	3,83	4,18	4,30	4,44	4,52	4,71	4,84	—	—	—	—	—	—	—	—	—
150 ccm H_2SO_4 ohne Melasse. Befund	Geruch gut					Starker Schimmelbefall				Verdorben										
75 ccm Schwefelsäure	4,52	4,56	4,67	4,72	4,70	4,68	4,65	4,64	4,45	4,31	4,40	4,59	4,69	4,82	5,03	—	—	—	—	—
Befund	Geruch gut, nach Melasse, ziemlich dünn				Vergärung mit starker Schaumbildung, fruchtiger Alkoholgeruch					Geruch sauer			Verdorben							
100 ccm Schwefelsäure	4,45	4,49	4,58	4,62	4,59	4,57	4,49	4,41	4,32	4,17	4,19	4,26	4,33	4,52	4,70	4,82	4,92	5,13	—	—
Befund	Konsistenz: ziemlich dünn Geruch gut			Stürmische Vergärung mit stechend fruchtartigem Geruch (alkoholisch)						Sauer		Vorübergehend Schimmelbefall				Verdorben				
125 ccm Schwefelsäure	4,19	4,21	4,28	4,34	4,41	4,49	4,47	4,48	4,48	4,48	4,51	4,52	4,52	—	—	4,53	4,53	4,53	—	—
Befund	Geruch gut (nach Melasse), breiig							Keine Vergärung, aber leicht essigsauer, nicht verdorben												
150 ccm Schwefelsäure	3,91	3,93	3,97	4,02	4,03	4,05	4,05	—	—	—	4,05	—	—	—	—	4,05	—	—	—	—
Befund	Konsistenz breiig, frischer säuerlicher Geruch, kein Schimmel																			

Versuchsbedingungen

Fisch: Frischer Filetierungsabfall von Kabeljau, gemahlen 7 mm, roh

Konservierungsmittel: Aureomycin, gegeben als „Aurofac“, nach Angaben der Herstellerfirma mittl. Reinaureomycingehalt 0,4%.

Dosierung: je 10 kg Fisch 0,4—2,0 Aureomycin entspr. 100—500 g Aurofac.

Versuchsverlauf

Schon am 2. Tag zeigte ein leicht stechender Geruch bei allen Behältern beginnende Schimmelbildung an. Von jeder Parallelprobe wurde daher noch einmal die obere Schicht entfernt und die verbleibende Masse mit einer fingerdicken Schicht Aurofac bestreut. Ein Umrühren der Proben war auf Grund ihrer dicken Konsistenz nicht möglich. Sie blieben daher etwa 6 Wochen lang unberührt stehen. Alle Behälter wurden im Laufe der Zeit an der Oberfläche stark von Schimmel befallen, der eine schwarze Flüssigkeit absonderte und einen außerordentlich üblen Geruch aufwies. Die darunter liegende Fischmasse blieb in Farbe und Struktur völlig unverändert. Es konnte nicht die geringste Flüssigkeitsabsonderung festgestellt werden.

Nach 6 Wochen wurde der Versuch abgebrochen. Alle Proben, welche nicht zusätzlich mit Aurofac bedeckt worden waren, mußten durch „Schimmelsickersaft“ als vollständig verdorben gelten. Bei den entsprechenden Parallelen war der Schimmel auf die obere Zone beschränkt geblieben. Die Struktur der Fischmasse war auch jetzt noch vollständig erhalten. Sie wies einen eigenartigen, an Zwiebeln erinnernden Geruch auf. Diese Erscheinung wurde mit steigendem Aurofacanteil deutlicher.

Von jeder Probe wurden zu Beginn und am Ende des Versuches der pH-Wert und der freie Ammoniakstickstoff durch Destillation mit Magnesiumoxyd zur Kontrolle des Eiweißabbaues bestimmt. Die Werte sind in Tabelle 10 zusammengefaßt.

Tabelle 10. *Bestimmung von pH und NH_3-N bei Aureomycin-Konserven*

Dosierung	pH Versuchsbeginn	pH Versuchsende	% NH_3-N Versuchsbeginn	% NH_3-N Versuchsende
0,4 g	7,31	7,52	0,08	0,09
0,8 g	7,31	7,70	0,09	0,09
1,2 g	7,37	7,63	0,08	0,10
1,6 g	7,43	7,82	0,08	0,12
2,0 g	7,46	8,05	0,08	0,11

Es trat eine mäßige Erhöhung des pH-Wertes im Laufe von 6 Wochen ein. Eine Erklärung dieser Erscheinung ist nicht ohne weiteres möglich. Da die Steigerung mit zunehmendem Aurofacgehalt eintritt, dürften Bestandteile dieses Materials dafür verantwortlich sein. Die Bildung von freien Ammoniakstickstoff ist geringfügig. Auch hier scheint weniger der Zerfall von Fischeiweiß, als vielmehr eine Spaltung des Sojaproteins aus dem Aurofac vorzuliegen.

Tabelle 6. *Konservierungsversuch mit Aureomycin und Ameisensäure*
Mengen Konservierungsmittel je 10 kg Fisch und Versuchsverlauf

Dosierung 100 ccm Ameisensäure +	pH-Werte und Zustand der Konserve nach Tagen																			
	1	2	3	4	5	6	7	8	9	10	11	12	13	14	15	16	17	18	19	20
Kontrollversuch	4,53	4,61	4,71	4,76	4,82	4,89	4,93	4,99	5,07	5,20	5,31	—	—	—	—	—	—	—	—	—
100 ccm Ameisensäure ohne Aureomycin Befund	Geruch frisch aber wenig säuerlich Beginnende Fäulnis ...																			
0,2 g Aureomycin	4,57	4,62	4,69	4,73	4,77	4,83	4,86	4,90	4,99	5,03	5,08	5,12	5,35	—	—	—	—	—	—	—
Befund	Geruch gut wenig säuerlich Leichter Schimmelbefall Verdorben ...																			
0,4 g Aureomycin	4,59	4,64	4,76	4,78	4,80	4,83	4,88	4,89	4,91	4,91	4,92	4,96	4,99	5,07	5,12	5,11	5,10	5,11	5,11	5,11
Befund	Geruch frisch leicht nach Aurofac Konsistenz dickbreiig Hauchdünne Schimmelschicht, nach Entfernen einwandfrei ...																			
0,8 g Aureomycin	4,63	4,69	4,78	4,80	4,83	4,87	4,89	4,94	4,95	4,96	4,99	5,02	5,05	5,06	5,05	5,05	—	5,05	—	—
Befund	Geruch gut, süßlich, leicht nach Aurofac, Konsistenz dickbreiig, Farbe braun Hauchdünn Schimmel, nach Abschöpfen Geruch gut ...																			
1,2 g Aureomycin	4,71	4,76	4,79	4,83	4,90	4,96	5,04	5,12	5,13	5,14	5,13	5,13	5,13	—	—	—	—	5,13	—	—
Befund	Geruch gut, stark nach Aurofac, dickbreiig, hauchdünner Schimmel, sonst einwandfrei																			
1,6 g Aureomycin	4,76	4,79	4,90	4,98	5,07	5,16	5,22	5,23	5,22	5,22	—	—	—	—	—	—	—	5,22	—	—
Befund	Geruch gut, ziemlich süß, Konsistenz dickbreiig, hauchdünn Schimmel, sonst einwandfrei ...																			

Versuchsergebnis

Aureomycin besitzt einen starken Konservierungseffekt. Schon 0,4 g je 10 kg Fisch bewirken völlige Erhaltung der Farbe und Struktur. Außergewöhnlich stark und unangenehm war der Schimmelbefall, so daß ein Verfahren in dieser Weise für eine praktische Anwendung nicht in Frage kommt.

Da für eine Ausschaltung des Schimmels entweder völliger Luftabschluß oder eine Ansäuerung bis zu einem schimmelfeindlichen pH-Wert in Betracht kam, wurde zunächst die einfachere Methode der Kombination von Säure mit Antibioticum angewendet.

12. Konservierung mit Aureomycin und 85%iger Ameisensäure.

Versuchsbedingungen

Fisch: Kleiner, frischer Runddorsch, roh, gemahlen 7 mm
Konservierungsmittel: Aureomycin, gegeben als „Aurofac"
Rohameisensäure, 85%ig.
Dosierung: je 10 kg Fisch 100 ccm Ameisensäure und 0,2—1,6 g Aureomycin als 40—400 g Aurofac.
Kontrollversuch: 100 ccm Ameisensäure ohne Aurofac.

Versuchsverlauf

Max. Temp. während des Versuches + 16° C. Der als Kontrollversuch mit 100 ccm Ameisensäure ohne Aureomycin konservierte Fisch verdarb in 6 Tagen. Das Versuchsziel, nämlich die Vermeidung von Schimmelbefall, wurde nicht ganz erreicht. Jedoch war die Schimmelschicht, die sich in jeweils etwa 4 Tagen neu bildete, so dünn, daß sie leicht durch Abschöpfen entfernt werden konnte. Eine Stabilisierung des pH-Wertes trat bei einer Dosierung von 0,4 g Aureomycin je 10 kg Fisch ein, und zwar noch bei pH 5,1 bzw. bei 5,23 (1,6 g Aureomycin). Die pH-Messung wurde täglich vorgenommen, die Proben anfangs alle 2 Tage umgerührt. Die Einzeldaten sind aus Tab. 6 zu entnehmen.

Versuchsergebnis

Aureomycin blieb im wäßrigen, sauren Milieu so wirksam, daß es in einer Dosierung von 0,4 g neben 100 ccm Ameisensäure zur Konservierung von 10 kg Fisch ausreichte.

Der Versuch wäre bei Anwendung von Reinaureomycin günstiger verlaufen, weil alkalisch reagierende Mischungsbestandteile des „Aurofac" zu einer teilweisen Bindung der H^+-Ionen aus der Ameisensäure beitrugen. Dadurch lag der pH-Wert noch relativ hoch, und die Konserven blieben nicht ganz frei von Schimmel.

Anhang: Bestimmung des Vitamin B_{12}-Gehaltes von frischen Fischen und Fischsilagen.

Konkrete Angaben über den Vitamin B_{12}-Gehalt der Fische bzw. der Fischsilagen waren bisher wegen der komplizierten und erst jetzt entwickelten Bestimmungsmethoden nicht erhältlich. Da aber gerade im Rahmen dieser Arbeit Erkenntnisse über die Beeinflussung des Vitamin B_{12} durch eine längere saure Konservierung von Bedeutung sein mußten, wurden dem Hygienischen Institut der Universität Hamburg 4 Proben unterschiedlich hergestellter Fischsilagen zur Untersuchung des Vitamin B_{12}-Gehaltes übersandt. Die Bestimmung wurde nach dem mikrobiologischen Verfahren mit Lactobacillus Leichmannii durchgeführt und hatte folgendes Ergebnis:

Probe 1. Ausgangsmaterial der Proben 2—4.
Kleiner frischer Runddorsch, gemahlen 7 mm, roh, Trockensubstanzgehalt 22,10%
Vitamin B_{12}-Gehalt 540 mcg je kg Trockenmasse.

Probe 2. Fisch aus Probe 1. Eingesäuert mit 180 ccm 85%iger Rohameisensäure je 10 kg Fisch. Untersucht 5 Wochen nach der Einsäuerung.
Konsistenz: flüssig (Max. Temp. + 24° C)
Geruch: angenehm säuerlich
Farbe: grau
Trockensubstanzgehalt 18,50%; pH-Wert 4,4
Vitamin B_{12}-Gehalt 380 mcg je kg Trockenmasse.

Probe 3. Fisch aus Probe 1. Eingesäuert mit 80 ccm konz. Schwefelsäure + 90 ccm 85%iger Rohameisensäure je 10 kg Fisch. Untersucht 5 Wochen nach der Einsäuerung.
Konsistenz: sehr dünnflüssig (Max. Temp. + 24° C)
Geruch: angenehm säuerlich
Farbe: hellgrau
Trockensubstanzgehalt 19,00%; pH-Wert 3,9
Vitamin B_{12}-Gehalt 760 mcg je kg Trockenmasse.

Probe 4. Fisch aus Probe 1. Nicht eingesäuert. Eingefroren bei — 27° C. Untersucht 5 Wochen nach dem Einfrieren.
Trockensubstanzgehalt 21,80%; pH-Wert 6,9
Vitamin B_{12}-Gehalt 845 mcg je kg Trockenmasse.

Die Ergebnisse sind widerspruchsvoll. Obwohl einmal die Möglichkeit bestehen könnte, daß durch die Einwirkung der Ameisensäure ein Teil des Vitamin B_{12} zerstört wird und andererseits durch konz. Schwefelsäure mehr Vitamin B_{12} freigemacht wird (oder Vitamin B_{12}-ähnliche Substanzen), so ist doch unwahrscheinlich, daß eingefrorener Fisch beinahe die doppelte Menge Vitamin B_{12} enthält wie frischer Fisch (s. Proben 2—4).
Weitere Untersuchungen sind notwendig.

II. Schweinemastversuche.

Versuch 1.

Der Versuch hatte folgenden Zweck:

1. Festzustellen, mit welchem Erfolg eingesäuerte Fische bzw. deren Abfälle in der Schweinemast eingesetzt werden können.
2. Im Vergleich zu weiteren Versuchen die Eignung einer Fischsilage zu erproben, welche aus reinen Fettfischen bzw. deren Abfällen (überwiegend Heringen) hergestellt war.
3. Unter besonderer Berücksichtigung von Punkt 2 im Vergleich zu weiteren Versuchen zu einem Urteil darüber zu kommen, ob und wieweit eine Beeinträchtigung der Fleisch- und Speckqualität nach der Verfütterung von reiner Fettfischsilage eintritt.
4. Gewichtszunahmen, Futterverzehr, Futterverwertung und Wirtschaftlichkeit zu erfassen.

Der Versuch wurde auf dem Betrieb H. JENCQUEL, Brückkampkoppel bei Segeberg, mit „Angler Sattelschweinen“ durchgeführt. Aus verschiedenen Würfen wurden 16 Läufer ausgesucht und gleichmäßig nach Abstammung,

Geschlecht, Gewicht und Kondition auf 2 Gruppen verteilt. Das durchschnittliche Anfangsgewicht der Schweine in beiden Gruppen betrug 28,9 kg.

Die Versuchsgruppe wurde nach folgendem Plan gefüttert (Futtermengenangaben je Tier und Tag):

1000 g Fischsilage
500 g Getreideschrot (60% Hafer, 25% Roggen, 15% Gerste)
500 g Weizenkleie
dazu gedämpfte gesäuerte Kartoffeln mit Steckrübenmus, roh, im Verhältnis 2 : 1 gemischt, bis zur Sättigung.

Die Fischsilage wurde zur Verfügung gestellt von der Firma „Silfisch-Fischsilage", Bad Segeberg. Sie enthielt auf unseren Wunsch ausschließlich Fettfischabfälle, und zwar überwiegend Abfälle von Heringen, und war unter Verwendung von 1,9 l Rohameisensäure je 100 kg Fisch hergestellt. Der mittlere pH-Wert der Silage betrug während des Versuches 4,2. Der Rohfettgehalt wurde alle 4 Wochen kontrolliert und betrug im Mittel in der frischen Substanz 8,61% (siehe auch Tabelle 1).

Die Normalgruppe erhielt statt 1000 g Fischsilage 250 g Frischheringsmehl (Vollmehl, Marke EEE, zur Erhöhung des APF/Vitamin B_{12}-Gehaltes nach Angaben der Herstellerfirma mit ca. 10 % fish solubles angereichert), im übrigen das gleiche Futter wie die Versuchsgruppe.

Schrotmischung und Weizenkleie waren von einwandfreier Beschaffenheit, die Kartoffeln infolge hohen Sandgehaltes von geringer Qualität. Die Rohnährstoffgehalte wurden nach der Weender Analyse ermittelt, die Säurebestimmung der Silokartoffeln nach LEPPER/FLIEG. (Sie sind in der Originalarbeit aufgeführt. Daraus sind in Tab. 1 die Gehalte von Fischsilage und Fischmehl an Roheiweiß und Rohfett wiedergegeben.)

Vor dem Versuchsbeginn waren sämtliche Tiere mit Fischsilage gefüttert worden. Eine Vorbereitungsfütterung erfolgte nicht.

Tabelle 1. *Eiweiß- und Fettgehalt von Fischsilage und Fischmehl in %*

	Fischsilage	Fischmehl
Roheiweiß . . .	14,31	65,26
Rohfett	7,17 [1]	9,06

[1] Durchschnittswert 8,61% aus vierwöchentlicher Kontrolle: 7,17 9,13 9,66 8,47%. Bei allen Berechnungen ist der Wert 8,61 zu Grunde gelegt.

Versuchsverlauf

Alle 16 Tiere standen den Versuch ohne Störung durch. Zur Kontrolle der Zunahmen wurde alle 14 Tage das Einzelgewicht der Tiere ermittelt, dazu die Änderungen im Futterverzehr laufend registriert. Zusätzlich wurde der Rohfettgehalt sowie der pH-Wert der Fischsilage in kürzeren Abständen neu bestimmt. (Gewichtszunahmen und Futterverzehr sind in Tab. 2 zusammengefaßt wiedergegeben.)

Tabelle 2. *Gewichtszunahme in kg je Tier (Gruppenmittel)*

Bezeichnung der Gruppe	Anzahl der Tiere	Versuchs-tage	Anfangs-gewicht	Endgewicht	Gesamt-zunahme	Tägliche Zunahme
I (Normal) . .	8	110	28,9	100,3	71,4	0,650
II (Fischsilage) .	8	110	28,9	100,3	78,4	0,713

Tabelle 2 (Fortsetzung). *Futterverzehr in kg je Tier, Gesamtmastzeit (Gruppenmittel)*

Bezeichnung der Gruppe	Fischsilage	Fischmehl	Schrot-mischung	Weizenkleie	Kart./Rüben-gemisch
I (Normal) . .	—	23,16	55,0	55,0	695,3
II (Fischsilage) .	92,0	—	55,0	55,0	627,7

Rein äußerlich wiesen beide Gruppen keine bemerkenswerten Unterschiede auf, alle Schweine machten einen ausgezeichneten, munteren und gesunden Eindruck. In der zweiten Masthälfte stieg der Kartoffel/Rüben-Verzehr der Normalgruppe stark an.

Der Versuch war nach 110 Tagen beendet.

Versuchsergebnis

Aus Tab. 2 wird ohne weiteres deutlich, daß die Fischsilage einen sehr günstigen Einfluß auf das Futterausnutzungsvermögen der Schweine gehabt hat. Um zu einem genauen Vergleich der beiden Gruppen kommen zu können, wurde einmal der Futterverbrauch für die Erzeugung von je 50 kg Lebendgewicht berechnet, zum andern der Verbrauch an verdaulichem Eiweiß je kg Zuwachs und der Verbrauch an verdaulichen Gesamtnährstoffen je kg Zuwachs, ausgedrückt durch die sogenannte Verwertungszahl nach Prof. LEHMANN. Die analytisch ermittelten Rohnährstoffgehalte wurden auf ihren Verdaulichkeitswert mit Hilfe der Futterwerttabelle nach KIRSCH und WERNER umgerechnet. Weiterhin wurde eine genaue Futterkostenberechnung angestellt, bei der nur die allgemeinen Unkosten außer acht gelassen sind, da sie sich auf alle Tiere gleichmäßig verteilen.

Aus der Originalarbeit sind im folgenden nur die Verwertungszahlen nach LEHMANN wiedergegeben.

Tabelle 3. *Verwertungszahlen nach* LEHMANN

Bezeichnung der Gruppe	Verwertungszahl
I (Normal)	270
II (Fischsilage)	247

Prüfung der Fleisch- und Speckgüte.

Eine gründliche Kontrolle der Fleisch- und Speckpartien, welche im allgemeinen nicht zu Wurst oder anderen gewürzten Mischfleischerzeugnissen verarbeitet werden, war besonders in Hinsicht auf eine geschmackliche oder geruchliche Beeinträchtigung äußerst wichtig. Durch die fast ausschließliche Verwendung von fettreichen Heringsabfällen bei der Silageherstellung mußte mit großer Wahrscheinlichkeit mit fischigen Eigenschaften von Fleisch und Speck gerechnet werden. Zusätzlich wurden die Bedingungen noch dadurch ungünstiger, daß alle Tiere bis zum letzten Versuchstag die volle Ration Fischmehl bzw. Fischsilage erhielten. Aus jeder Gruppe wurde das schwerste Tier geschlachtet. Von folgenden Partien wurden Proben entnommen: 1. Nacken, 2. Rückenspeck, 3. Bauchspeck und 4. Flomen. Die Prüfung der Stücke wurde im Institut von mehreren Personen vorgenommen und hatte folgendes Ergebnis:

Tier A (Normalgruppe). Brat- und Kochprobe ergaben keine Beanstandung.

Tier B (Fischsilagegruppe).

1. Nacken: Keine Beanstandung.
2. Rückenspeck: Beim Anbraten leichter Geruch nach Fisch (Hering). Ganz leicht fischiger Geschmack nur beim Erkalten des Fettes.
3. Bauchspeck: Wie 2.
4. Flomen: Keine Beanstandung.

Die geschmackliche Beeinträchtigung war tatsächlich nur gering, eindeutig fischig dagegen der Bratdunst, welcher beim „Auslassen" des Fettes entstand.

Damit muß ein Rohfettgehalt von 8,6% in der Fischsilage als zu hoch angesehen werden, besonders dann, wenn *fettreiche Heringe* in größeren Mengen verarbeitet werden.

Die übrigen Schweine der Versuchsgruppe wurden 4—6 Wochen ohne Fischsilage mit den gleichen Futtermitteln weitergefüttert und kamen nach gleichen Gesichtspunkten zur Beurteilung.

Zweite Prüfung der Fleisch- und Speckgüte.

Etwa 5 Wochen nach Abschluß des Mastversuches mit Fischsilage kamen 2 weitere Tiere zur Schlachtung. Die Prüfung wurde wiederum im Institut von mehreren Personen vorgenommen und hatte folgendes Ergebnis:

Tier C (Fischsilagegruppe).

1. Kochprobe.
   Nacken und Bauchfleisch: Beim Kochen der etwa $^1/_4$ Pfund schweren Probestücke war ein leichter Geruch nach Fisch wahrnehmbar. In heißem Zustand konnte keine Beeinrächtigung in geschmacklicher Hinsicht festgestellt werden. Erst nach dem Erkalten schlug der unangenehme Beigeschmack, besonders in den fettreichen Partien wieder durch.
2. Bratprobe.
   Rückenspeck, Nacken, Flomen und Bauchspeck: Beim Anbraten machte sich, wie bei der ersten Prüfung nach Versuchsabschluß, sofort ein typischer Heringsgeruch bemerkbar. Eine geschmackliche Beeinträchtigung zeigte sich auch hier erst wieder nach dem Erkalten der Probestücke.

Tier D (Fischsilagegruppe wie Tier C).

So ist selbst 4—6 Wochen nach Einstellung der Verfütterung von fettreicher Fischsilage die geschmackliche Beeinflussung der Schlachtprodukte die gleiche geblieben. Eine Fischsilage mit einem Rohfettgehalt von ca. 8,5 %, welche zum größten Teil aus Heringsabfällen hergestellt wird, scheidet damit für eine Verwendung in der Schweinemast unter den hier aufgezeigten Bedingungen aus.

Versuch 2.

Wie der Versuch 1, so sollte auch dieser Mastversuch dazu dienen, den Wert frischer, konservierter Fische in der Schweinefütterung herauszustellen. Dies wurde wieder durch eine Vergleichsmast zu gutem Fischmehl ermöglicht. Außerdem fanden bei diesem Versuch folgende Gesichtspunkte besondere Berücksichtigung:

1. Verhält sich eine Fischsilage, welche aus Fettfisch (-abfällen) und Magerfisch (-abfällen) im Verhältnis 1 : 1 gemischt ist, anders als eine Silage aus reinen Fettfischen bzw. aus reinen Magerfischen?
2. Tritt bei Verfütterung einer derartigen Mischung eine Beeinträchtigung der Fleisch- und Speckqualität in geruchlicher oder geschmacklicher Hinsicht ein?
3. Wie sind Gewichtszunahmen, Futterverzehr, Futterverwertung und Wirtschaftlichkeit?

Der Versuch wurde an 18 Tieren der Rasse „Deutsches weißes Edelschwein“ auf dem Zuchtbetrieb H. BRAASCH, Augustenhof bei Neumünster, unter ausgezeichneten Stall- und Pflegebedingungen durchgeführt. Die aus verschiedenen Würfen ausgesuchten Läufer wurden gleichmäßig nach Abstammung, Geschlecht, Gewicht und Kondition auf 2 Gruppen verteilt. Das durchschnittliche Anfangsgewicht der Schweine in der Versuchsgruppe (Fischsilage) betrug 20,1 kg, in der Normalgruppe (Fischmehl) 20,8 kg.

Die Fütterung erfolgte auf blanken Trog mit Gerstenschrot bis zur Sättigung. Futtermengen je Tier und Tag:

für die Versuchsgruppe
1000 g Fischsilage
Gerstenschrot nach Bedarf,

für die Normalgruppe
250 g Fischmehl (Norwegisches Frischheringsmehl „Delta 72“)
Gerstenschrot nach Bedarf.

Die Fischsilage wurde zur Verfügung gestellt von der Firma „Silfisch-Fischsilage“ Bad Segeberg. Sie enthielt 50 % Fettfischabfälle (überwiegend Heringe und Makrelen) und 50 % Magerfische (überwiegend Gadus-Arten). Der Fettgehalt wurde laufend kontrolliert und betrug im Mittel in der frischen Substanz 4,21 %. Die Silage war mit 1,9 l 85%iger Rohameisensäure je 100 kg Fisch konserviert und wies während des ganzen Versuches verhältnismäßig konstante pH-Werte zwischen 4,1 und 4,2 auf. Vor dem Versuchsbeginn waren sämtliche Tiere mit Fischmehl gefüttert worden. Eine Vorbereitungsfütterung erfolgte nicht.

Tabelle 4. *Eiweiß- und Fettgehalt von Fischsilage und Fischmehl in %*

	Fischsilage	Fischmehl
Roheiweiß	13,43	74,35
Rohfett	4,08 [1])	4,23

[1]) Durchschnittswert 4,21% aus vierwöchentlicher Kontrolle: 4,08 4,22 3,97 4,57%. Bei allen Berechnungen ist der Wert 4,21 zu Grunde gelegt.

Versuchsverlauf

Alle 9 Tiere der Fischsilagegruppe standen den Versuch ohne Störung durch. Im 2. Versuchsdrittel fiel ein Tier der Normalgruppe durch Herzschlag aus, wahrscheinlich infolge unmäßiger Futteraufnahme. Zur Kontrolle der Zunahmen wurde alle 14 Tage das Einzelgewicht der Tiere ermittelt, dazu die Änderungen im Futterverzehr laufend registriert. (Gewichtszunahmen und Futterverzehr siehe Tab. 5.)

Tabelle 5. *Gewichtszunahmen in kg je Tier (Gruppenmittel)*

Bezeichnung der Gruppe	Anzahl der Tiere	Versuchstage	Anfangsgewicht	Endgewicht	Gesamtzunahme	Tägliche Zunahme
I (Normal)	8	119	20,8	102,2	81,4	0,684
II (Fischsilage) . . .	9	119	20,1	106,2	86,1	0,724

Tabelle 5 (Fortsetzung). *Futterverzehr in kg je Tier, Gesamtmastzeit (Gruppenmittel)*

Brzeichnung der der Gruppe	Fischsilage	Fischmehl	Getreideschrot
I (Normal)	—	25,55	270,4
II (Fischsilage) . . .	101,5	—	270,4

Aus Tab. 5 wird ersichtlich, daß die tägliche Aufnahme an verdaulichem Eiweiß außerordentlich hoch war. Das ist dadurch zu erklären, daß auf ein hohes Angebot von Fischmehl bzw. Fischsilage nicht verzichtet werden konnte, weil hinsichtlich einer Beeinflussung der Fleisch- und Speckqualität entsprechende Mengen wie in den Versuchen 1 und 3 verabreicht werden mußten. Aus betriebswirtschaftlichen Gründen aber war nur eine Schnellmast auf Getreideschrotbasis möglich. Weder in der Normalgruppe noch in der Versuchsgruppe waren rein äußerlich irgendwelche Unterschiede erkennbar. Alle Schweine machten einen sehr guten und gesunden Eindruck. Die etwas besseren Gewichtszunahmen in der Fischsilagegruppe erfolgten im letzten Mastdrittel. Der Versuch war nach 119 Tagen beendet.

Versuchsergebnis

Der Futterverzehr war in beiden Gruppen gleich. Die Verwertungszahlen nach LEHMANN waren für Gruppe I (Normal): 254 und für Gruppe 2 (Fischsilage): 242. Bezüglich des Futterausnutzungsvermögens zeigten sich auch hier die Schweine der Versuchsgruppe der Normalgruppe leicht überlegen.

Prüfung der Fleisch- und Speckgüte

Unmittelbar nach Beendigung des Versuches wurden 2 Tiere der Fischsilagegruppe geschlachtet. Von Nacken, Rückenspeck und Bauchspeck sowie Flomen wurden Proben entnommen, die im Institut einer eingehenden Prüfung auf Geruchs- oder Geschmacksbeeinflussung unterzogen wurden. Die Kontrolle wurde von mehreren Personen vorgenommen und hatte folgendes Ergebnis:

Tier A (Fischsilagegruppe)
Kochprobe
Nacken, Bauchspeck — Keine Beanstandung
Bratprobe
Nacken, Rückenspeck
Bauchspeck, Flomen — Keine Beanstandung

Tier B (Fischsilagegruppe)
Wie Tier A, keine Beanstandung.

Eine Fischsilage mit einem Rohfettgehalt von 4,2%, welche zur Hälfte aus Fettfischen und zur Hälfte aus Magerfischen hergestellt wird, zieht demnach bei der Verfütterung an Schweine unter den oben beschriebenen Bedingungen *keine* Beeinträchtigung der Speck- und Fleischqualität nach sich.

Versuch 3.

In Ergänzung der Versuche 1 und 2, in denen die verfütterten Silagen ganz oder teilweise aus Fettfischen hergestellt waren, wurde die Eignung einer reinen Magerfischsilage für die Mast von Schweinen im Gewichtsabschnitt von 20 bis 100 kg geprüft. In den Versuch einbezogen wurde eine 3. Gruppe, die an Stelle von Frischheringsmehl bzw. Fischsilage tiefgefrorenen Frischfisch erhielt. Der Versuch wurde durchgeführt auf dem Zuchtbetrieb des Freiherrn von MEERHEIMB, Groß-Rolübbe bei Lütjenburg. Die im Versuch stehenden Tiere gehörten der Rasse „Veredeltes Landschwein" an. Aus verschiedenen Würfen wurden 24 Läufer ausgesucht und gleichmäßig nach Abstammung, Geschlecht, Gewicht und Kondition auf 3 Gruppen verteilt. Das durchschnittliche Anfangsgewicht betrug je Tier

in der Normalgruppe (I)	20,3 kg
in der Fischsilagegruppe (II)	18,6 kg
in der Frischfischgruppe (III)	20,0 kg.

Das Grundfutter setzte sich in allen 3 Gruppen wie folgt zusammen (Futtermengenangaben je Tier und Tag):

500 g Gerstenschrot (einschl. 2% Futterkalk),
250 g Weizenkleie,
frisch gedämpfte Kartoffeln bis zur Sättigung.

Als Eiweißbeifutter wurde verabfolgt an

Gruppe I: Je Tier und Tag 250 g „Original Norwegisches Frischheringsmehl, Marke CWA".

Gruppe II: Je Tier und Tag 1000 g Fischsilage aus Magerfischabfällen.

Gruppe III: Je Tier und Tag 1000 g gemahlener, eingefrorener Frischfisch von der Firma H. Plötner, Eutin.

Die Fischsilage wurde von der Firma „Gadus-Fischsilage", Kiel, zur Verfügung gestellt, und zwar wurden auf unseren Wunsch für diesen Versuch ausschließlich Abfälle von Magerfischen verarbeitet. Als Konservierungsmittel wurde 85%ige Rohameisensäure verwendet. Der mittlere pH-Wert der Silage betrug während des Versuches 4,15.

Alle Futtermittel waren von einwandfreier Beschaffenheit. Die Kartoffeln kamen frisch gedämpft zur Verfütterung, wobei ein häufiger Wechsel der Sorten nicht zu vermeiden war.

Tabelle 6. *Eiweiß- und Fettgehalt der Fischbeifutter in %*

	Fischsilage	Fischmehl	Frischfisch
Roheiweiß . . .	13,69	68,16	16,18
Rohfett	0,98 [1])	8,47	3,05 [2])

Versuchsverlauf

4 Wochen nach Versuchsbeginn wurden insgesamt 3 Tiere als Kümmerer aus dem Versuch herausgenommen.

Zur Kontrolle der Zunahmen wurde alle 14 Tage das Einzelgewicht der Tiere ermittelt, dazu die Änderungen im Futterverzehr laufend registriert (Gewichtszunahmen und Futterverzehr sind in Tab. 7 zusammengefaßt wiedergegeben).

So wie Gewichtszunahmen und Futterverzehr sich in allen 3 Gruppen als völlig gleich erwiesen, waren auch rein äußerlich keine Unterschiede bei den Versuchstieren erkennbar. Alle Schweine machten einen guten Eindruck, waren aber etwas unruhig, was wahrscheinlich auf die in den letzten Mastwochen reichlich engen Stallverhältnisse zurückzuführen war.

Der Versuch war nach 152 Tagen beendet.

[1]) Durchschnittswert 0,98 % aus vierwöchentlicher Kontrolle: 0,28 1,64 1,17 0,82 %. Bei allen Berechnungen ist der Wert 0,98 zu Grunde gelegt.

[2]) Durchschnittswert 3,05% aus vierwöchentlicher Kontrolle: 3.46 2,71 4,03 1,99%. Bei allen Berechnungen ist der Wert 3,05 zu Grunde gelegt.

Tabelle 7. *Gewichtszunahme in kg je Tier (Gruppenmittel)*

Bezeichnung der Gruppe	Anzahl der Tiere	Versuchstage	Anfangsgewicht	Endgewicht	Gesamtzunahme	Tägliche Zunahme
I (Normal)	7	152	20,3	101,1	80,8	0,532
II (Fischsilage) . .	7	152	18,6	101,5	82,9	0,542
III (Frischfisch) . .	7	152	20,0	100,8	80,8	0,532

Tabelle 7 (Fortsetzung). *Futterverzehr in kg je Tier, Gesamtmastzeit (Gruppenmittel)*

Bezeichnnng der Gruppe	Fischmehl	Fischsilage	Frischfisch	Schrot	Weizenkleie	Kartoffeln
I (Normal)	31,91	—	—	76,0	38,0	568,2
II (Fischsilage) . .	—	127,5	—	76,0	38,0	568,2
III (Frischfisch) . .	—	—	127,5	76,0	38,0	568,2

Versuchsergebnis

Über eine relativ lange Versuchsdauer von 152 Tagen waren bei Verabfolgung von 1. Frischheringsmehl, 2. Fischsilage und 3. Frischfisch keine Unterschiede in Gewichtszunahmen und Futterverzehr erkennbar. Die durchschnittlichen täglichen Zunahmen waren nicht ganz befriedigend. Entsprechend niedrig war auch der Futterverzehr, besonders an Kartoffeln. Möglicherweise lag hier die Ursache an dem häufigen Wechsel der Sorten. Die Verwertungszahlen nach LEHMANN waren für

Gruppe I (Normal): 269,
Gruppe II (Fischsilage): 252,
Gruppe III (Frischfisch): 270.

Die Verwertungszahlen sind danach trotz allem als gut zu bezeichnen. Die Fischsilage hat auch hier zu einer etwas besseren Futterausnutzung geführt.

Eine Beurteilung der *Fleisch- und Speckqualität* war auch im Anschluß an diesen Versuch vorgesehen. Leider gingen alle Versuchstiere nach dem Verkauf durch einen Irrtum auf dem Hamburger Schlachtviehmarkt der Kontrolle verloren. Es ist aber mit Sicherheit anzunehmen, daß nach der Verfütterung von Magerfischsilage keine ungünstige Beeinflussung der Schlachtprodukte stattfindet, zumal Beanstandungen durch die Käufer nicht erfolgten.

Versuch 4.

Wie aus den Versuchen 1—3 ersichtlich wird, fordert der (bei Verabreichung annähernd N-äquivalenter Mengen Fischmehl und Fischsilage) höhere Preis von Fischsilage eine entsprechend höhere Gewichtszunahme oder einen niedrigeren Futterverzehr, wenn die Wirtschaftlichkeit im Vergleich zu Fischmehl unbedingt sichergestellt sein soll. Es lag nunmehr nahe, in Hinsicht auf die gute Nährstoffqualität bei frischen Fischen, einen Mastversuch an Schweinen durchzuführen, in dem die Fischsilagegruppe eine „Unterdosierung“ an tierischem Eiweiß im Sinne der LEHMANN'schen Mastnorm erhielt.

Der Versuch wurde auf dem Betrieb WILHELM T. HANSEN, Philipsthal, an „Veredelten Landschweinen“ unter guten Stall- und Pflegebedingungen durchgeführt und umfaßte einen Mastabschnitt mit hohem Eiweißbedarf (ca. 50 bis 100 kg). Aus verschiedenen Würfen wurden 20 Läufer ausgesucht und so gleichmäßig wie möglich auf 2 Gruppen verteilt.

Die täglichen Futterrationen setzten sich wie folgt zusammen (Angaben je Tier):

Gruppe I (Normal):
250 g Isländisches Dorschmehl (152 g verd. Eiweiß)
1,5 kg Ackerbohnen, grün
Getreideschrotmischung (1/2 Gerste, 1/2 Hafer) nach Bedarf.

Gruppe II (Fischsilage):
750 g Fischsilage (90 g verd. Eiweiß)
1,5 kg Ackerbohnen, grün
Getreideschrotmischung (1/2 Gerste, 1/2 Hafer) nach Bedarf

Die Fischsilage wurde von der Firma „Sila“-Fischsilagewerk, Flensburg, zur Verfügung gestellt. Das darin enthaltene Fischrohmaterial bestand überwiegend aus Rotbarschabfällen. Die Konservierung wurde mit einem Gemisch aus gleichen Teilen Schwefelsäure und Ameisensäure durchgeführt (2,2 l/95 kg Fisch). Der mittlere pH-Wert der Silage betrug während des Versuches 3,9, der Rohfettgehalt 7,89% in der frischen Substanz.

Tabelle 8. *Eiweiß- und Fettgehalt von Fischsilage und Fischmehl in %*

	Fischsilage	Fischmehl
Roheiweiß . . .	13,28	64,66
Rohfett	7,89	1,86

Versuchsverlauf

Alle 20 Tiere standen den Versuch ohne Störung durch. Gewichtszunahmen und Futterverzehr siehe Tab. 9.

Der Versuch, die wie gewöhnlich verabreichten grünen Ackerbohnen aus dem Futterplan wegzulassen, mußte aufgegeben werden, weil die Schweine die Futteraufnahme verweigerten und stark an Gewicht verloren. Eine weitere ungünstige Situation entstand für die Versuchsgruppe, als im zweiten Versuchsmonat die Fischsilage verdarb. Das damit angemischte Futter wurde von den Tieren ebenfalls nicht aufgenommen. Der Versuch war nach 75 Tagen beendet.

Tabelle 9. *Gewichtszunahmen in kg je Tier (Gruppenmittel)*

Bezeichnung der Gruppe	Anzahl der Tiere	Versuchstage	Anfangsgewicht	Endgewicht	Gesamtzunahme	Tägliche Zunahme
I (Normal)	10	75	57,1	95,0	37.9	0,505
II (Fischsilage) . . .	10	75	59,3	98,1	38,8	0,517

Tabelle 9 (Fortsetzung). *Futterverzehr in kg je Tier, Gesamtmastzeit (Gruppenmittel)*

Bezeichnung der Gruppe	Fischmehl	Fischsilage	Getreideschrot	Bohnen
I (Normal)	18,75	—	128,05	91,5
II (Fischsilage) . . .	—	56,25	115,50	91,5

Versuchsergebnis

Unter Berücksichtigung der kurzfristigen Versuchsanstellung ist die Futtereinsparung während der Gesamtmastzeit in der Versuchsgruppe von 125,5 kg Getreideschrot bei einer Gesamtmehrzunahme von rund 10 kg ein eindeutig positives Ergebnis, zumal die Versuchsgruppe nur ein tägliches Angebot von 90 g verdauliches tierisches Eiweiß je Tier aus Fischsilage erhalten hatte.

Die Verwertungszahlen nach LEHMANN waren für
Gruppe I (Normal): 284, und für
Gruppe II (Fischsilage): 267.

Der Verbrauch an verdaulichen Gesamtnährstoffen und entsprechend die Verwertungszahlen waren normal.

Prüfung der Fleisch- und Speckgüte

Eine genaue Prüfung auf eine etwaige Beeinträchtigung der Fleisch- und Speckqualität war im Anschluß an diesen Mastversuch besonders wichtig. Der mit 7,89% in der frischen Substanz ermittelte hohe Rohfettgehalt entsprach etwa dem Fettgehalt der in Versuch 1 verfütterten Fischsilage (8,61%). Damit wurde ein Vergleich zwischen annähernd gleich großen Fettmengen aus Hering und aus Rotbarsch möglich.

Unmittelbar nach Beendigung des Versuches wurden 2 Tiere der Fischsilagegruppe geschlachtet. Von Nacken, Rückenspeck, Bauchspeck und Flomen wurden Proben entnommen, die im Institut einer eingehenden Prüfung auf Geruch- oder Geschmacksbeeinflussung unterzogen wurden. Die Kontrolle wurde wieder von mehreren Personen vorgenommen und hatte folgendes Ergebnis:

Tier A (Fischsilagegruppe)

Kochprobe
Nacken und Bauchspeck — Keine Beanstandung
Bratprobe
Nacken, Rückenspeck, Bauchspeck, Flomen — Keine Beanstandung

Tier B (Fischsilagegruppe)

Kochprobe
Nacken und Bauchspeck — Keine Beanstandung
Bratprobe
Nacken, Rückenspeck, Bauchspeck, Flomen — Keine Beanstandung

Die Annahme, daß fettreiche Fischsilagen besonders dann eine Wertminderung der Schlachtprodukte zur Folge haben, wenn überwiegend Heringe zu ihrer Herstellung verwendet worden sind, scheint sich demnach zu bestätigen. Die in diesem Versuch verfütterte Silage, welche aus Rotbarsch hergestellt war und einen hohen Rohfettgehalt von 7,89% aufwies, zog keine nachweisbare Beeinflussung der Fleisch- und Speckqualität nach sich.

D. Zusammenfassung und Schlußbemerkung

Teil I (Konservierungsversuche)

1. In einer Reihe von Gefäßversuchen wurden folgende Konservierungsmittel auf ihre Eignung zur Fischeinsäuerung geprüft: 85%ige Rohameisensäure, konz. Schwefelsäure, techn. Salzsäure, AIV-Säure, Melasse + Ameisensäure, Melasse + Schwefelsäure, Aureomycin, Aureomycin + Ameisensäure. Als besonders wirksam erwiesen sich (die Angaben in Klammern geben die jeweils ermittelte Mindestmenge an Konservierungsmittel je 10 kg Fisch wieder): Rohameisensäure (154 ccm), Schwefelsäure (162 ccm), Melasse + Schwefelsäure (500 g + 125 ccm) und Aureomycin + Ameisensäure (0,4 g + 100 ccm).
2. Weiterhin stellte sich heraus, daß der Grad der Zerkleinerung sowie die Lagerungstemperaturen für die Einsparung an Konservierungsmitteln von Bedeutung sind. Mit abnehmender Teilchengröße der zerkleinerten Fische und sinkender Temperatur werden die Bedingungen günstiger.
3. Besonders unangenehm wirkte sich jeweils im pH-Bereich über ca. 4,3 der Schimmelbefall aus. Das aureomycinhaltige „Aurofac“ ließ sich aus diesem Grunde nur in Kombination mit Säure verwenden.

Teil II (Schweinemastversuche)

Auf 4 schleswig-holsteinischen Betrieben wurden Fischsilagen verschiedener Zusammensetzung auf ihre Verwendbarkeit in der Schweinemast geprüft.

Versuch 1 (Hackfruchtmast).

Eine Fischsilage, welche aus reinen Fettfischen, und zwar überwiegend Heringsabfällen, hergestellt war, hatte hinsichtlich Gewichtszunahmen und Futterverwertung die beste Mastwirkung. Dabei hatten jedoch Fleisch und Speck der damit gefütterten Tiere einen fischigen Geschmack angenommen. Diese Geschmacksbeeinträchtigung war auch durch ein Absetzen der Fischsilage 4—6 Wochen vor dem Schlachttermin nicht zu beseitigen.

Normalgruppe: Frischheringsmehl (einwandfrei).

Versuch 2 (Getreidemast).

Wie in einem weiteren Versuch nachgewiesen werden konnte, war aber bereits eine Fischsilage aus 50% Fettfischen und 50% Magerfischen in der Verfütterung gefahrloser. Gewichtszunahmen und Futterverwertung waren ebenfalls gut, wenn auch nicht so hoch wie in Versuch 1.

Normalgruppe: Frischheringsmehl.

Versuch 3 (Hackfruchtmast).

In einem dritten Mastversuch kam eine Fischsilage zur Verfütterung, welche lediglich Abfälle von Magerfischen enthielt. Eine weitere Versuchsgruppe erhielt eingefrorene Frischfische. Beide Versuchsgruppen lagen im Endgewicht etwa auf gleicher Höhe mit der Normalgruppe. Im Futterverzehr bestanden ebenfalls keine Unterschiede. Preislich entstand für die Schweine der Versuchsgruppen (durch die höheren Kosten je kg Eiweiß im frischen Fisch und in der Fischsilage) im Vergleich zum Fischmehl ein Defizit. Normalgruppe: Frischheringsmehl.

Versuch 4 (Getreidemast).

Um die Preisdifferenz gegenüber Fischmehl auszugleichen, wurde versucht, die Mast auf der Basis kleinerer Eiweißgaben durchzuführen. Die Versuchstiere, welche nur 90 g verdauliches Eiweiß täglich aus Fischsilage erhielten, standen den Versuch besser durch als die Schweine der Normalgruppe, die 150 g verdauliches Eiweiß aus Fischmehl aufnahmen. Jedoch waren die durchschnittlichen täglichen Zunahmen in beiden Gruppen nicht ganz befriedigend. Die Prüfung der geschlachteten Tiere auf eine Beeinträchtigung der Speck- und Fleischqualität ergab keine Beanstandung, obwohl die verfütterte Silage aus reinen Fettfischen (Rotbarschabfällen) hergestellt war.

Normalgruppe: Isländisches Dorschmehl.

Schlußbemerkung

Sollte die Verwendung von Fischsilagen gewerblicher Herkunft eine Ausweitung erfahren, so wird sie doch im wesentlichen auf die küstennahen Gebiete beschränkt bleiben. Eine Verbesserung der Transportfähigkeit läßt sich zweifellos durch ein Vermischen mit feuchtigkeitsbindendem Material, z. B. mit Mühlennachprodukten erzielen. Entsprechende Versuche stehen heute in den Anfängen. Vor der Verwendung großer Mengen Heringsabfall in der Fischsilageherstellung muß nachdrücklich gewarnt werden, selbst dann, wenn der Rohfettgehalt allein nicht unbedingt ausschlaggebend zu sein scheint.

Als Anregung für weitere Versuchsarbeit mag ein Hinweis auf die Aufzucht von Jungtieren, besonders auf die Ferkelaufzucht sowie auf die Fütterung von tragenden und säugenden Sauen dienen. Hier liegen zweifellos für die Fischsilage noch erhebliche Verwendungsmöglichkeiten.

Literaturverzeichnis

[1] CARL, L. K.: Patentanm. Nr. 2330 C 4602 IVb/53g.

[2] HESS, E.: „Antibiotics and Fish Spoilage" in Food Manufact., Vol. 25 S. 461, 1950.

[3] KIRSCH, W., JANTZON, H., SIEDEN, F.: „Konservierung von Fischen durch Einsäuerung mit Kartoffeln bzw. Ameisensäure (Amasil) und ihre Verwertung durch das Schwein", in Tierernährung, Bd. 15, S. 209—222, 1943.

[4] KREMSA, R.: „Gebrauchsanweisung zur Herstellung der biologischen Fischsilage ‚Methode Dipl.-Landw. Kremsa' berechnet für 50 kg Fisch." Manuskript 1952, nicht veröffentlicht.

[5] KREUZER, R.: „Die Fischgärungssilage als Möglichkeit der Futterfischkonservierung" in Die Fischwirtschaft, Heft 1, S. 9—12, 1953.

[6] KREUZER, R.: „Untersuchungen zur Durchführung der Fischgärungssilage. I. Teil: Die Säure- und pH-Wertbildung und ihre Beziehung zur Haltbarkeit und Qualität der Fischsilagen", in Archiv für Fischereiwissenschaft, Bd. 4, 1952/53.

[7] KÜHLMORGEN: „Das ‚LKC'-Zusatzfutter. Allgem. Erfahrungsbericht, Jan. 1952, nicht veröffentlicht.

[8] OLSSON, N.: „Försök rörande fiskprodukternas tillvaratagende och anvendbarhet som foder för höns och kyclingar", in Lantbrukshögskolans Husdjursförsöksanstalt, meddelelse nr. 7, 1942.

[9] PETERSEN, H.: „Ensilering af fisk og fiskeaffald", in Meddelse nr. 95 fra Fiskeriministeriets Forsögslaboratorium Marts 1951.

[10] SPERLING, L.: „Fischsilage und ihre Verfütterung", in Futter und Fütterung, Nr. 16, S. 116 bis 118, 1951 und Nr. 17, S. 124—126, 1952.

[11] TARR, H. L. A., SOUTHCOTT, B. A., BISSETT, H. M.: „Experimental Preservation of Flesh Foods with Antibiotics", in Food Technology, Vol. 6, Nbr. 9, S. 363—366, 1952.

Eingegangen am 1. 2. 54

(Aus der Gesellschaft für Ernährungsphysiologie der Haustiere) *)

J. BRÜGGEMANN. München

Die Verwendung von Antibioticis in der Ernährung unserer landwirtschaftlichen Nutztiere

Antibiotica (A) sind Stoffe, die, wie ihr Name sagt, gegen das Leben gerichtet sind. Im engeren Sinne sind unter „A" ihrer chemischen Konstitution nach mehr oder weniger bekannte, meist auf dem fermentativen Wege gewonnene Präparationen zu verstehen, die sich bei der Behandlung von Infektionskrankheiten des Menschen und der Tiere bewährt haben. Von den zur Zeit bekannten über 100 „A" haben besondere Bedeutung in der Therapie gefunden: Aureomycin, Penicillin, Streptomycin, Terramycin.

Nachdem von amerikanischer Seite zuerst gezeigt werden konnte, daß Aureomycin, Penicillin und Terramycin mit und ohne Vitamin B_{12} auch in der Ernährung unserer Nutztiere — vorwiegend der wachsenden Tiere — im Sinne einer Wachstumsbeschleunigung bei gleichzeitiger Einsparung an tierischem Eiweiß wirksam sind, sind in allen Kulturländern der Erde außerordentlich zahlreiche Fütterungsversuche vorwiegend an Schweinen, Küken, weniger an Wiederkäuern unternommen worden. Die damit erhaltenen Ergebnisse kann man im großen und ganzen folgendermaßen zusammenfassen:

Die Verwendung von Aureomycin und Terramycin als Zulagen zum Futter hat je nach der Art und Ausgeglichenheit der Grundkost gegenüber den Kontrollen Verbesserung in der Gewichtszunahme von 6—30% erbracht. Penicillin erwies sich in derartigen Versuchen den anderen genannten „A" unterlegen, erwies sich aber vorteilhafter als die beiden genannten „A" bei der Mast von Geflügel. Bei fast allen unternommenen Versuchen ist man der Auffassung, daß die in Frage kommenden „A" möglichst frühzeitig vorgelegt werden sollen und daß ihre Verabfolgung bis zur Schlachtung der Tiere anzusetzen ist. Die bei der Mitverwendung von „A" mögliche Einsparung von tierischem Eiweiß und dessen Ersatz durch gleiche Mengen pflanzlichen Eiweißes bewegt sich in Größenordnungen von etwa 50%. Bemerkenswert ist noch, daß sich die „A" besonders vorteilhaft auswirken, wenn kümmernde Tiere oder solche Tiere unter der Verabfolgung von „A" aufgezogen werden, bei denen die Fütterungsbedingungen sehr unausgeglichen und die hygienischen Verhältnisse nachteilig sind.

*) Anm. d. Red.: Diese Gesellschaft wurde in Bad Ems gegründet und mit einer Tagung am 11. 12. 53 in Gießen eröffnet. Obiger Aufsatz ist Sitzungsbericht. 1. u. 2. Vors. wurden die Mitherausgeber unseres Archivs (siehe Heftumschlag) Prof. Dr. Dr. W. LENKEIT u. Prof. Dr. Dr. W. WÖHLBIER, Ehrenmitglieder der Herausgeber Prof. Dr. E. MANGOLD u. der Mitherausgeber Prof. Dr. A. SCHEUNERT.

Über die Rentabilität kann ich keine klaren Aussagen vornehmen, sie dürfte aber in außerordentlich vielen Fällen gegeben sein, da in zahlreichen bäuerlichen Betrieben unausgeglichene und sehr vielfach auch mangelnde Fütterung anzutreffen ist. Unter der Wirkung der „A" ist naturgemäß der Verzehr der angebotenen Kost größer. Nachteilige Veränderungen im Sinne von Krankheitserscheinungen und dergleichen sind niemals, wohl aber Verbesserung der äußeren Erscheinungsform und des Wohlbefindens der Tiere sehr häufig angetroffen worden. Evtl. bestehende Durchfälle klangen unter der Wirkung der „A" sofort oder sehr rasch ohne Komplikationen ab. Veränderungen im Fleisch und anderer vom Menschen genutzter Teile der Schlachttiere sind bisher nicht zur Beobachtung gelangt.

Von vielen Züchterkreisen wird angeführt, daß die Verwendung von „A" bei Zuchttieren die Möglichkeit geben würde, schlecht veranlagte Tiere besser erscheinen zu lassen als ihrem Erbwert entspricht. Dem gegenüber muß folgendes ausgeführt werden: In den weitaus meisten Fällen hat der Mensch mit seiner Domestikation eine bewußte Erbwertverschleierung betrieben, indem er seinen Zuchttieren in den überwiegenden Fällen die besten Fütterungs- und Haltungsbedingungen gewährte und noch gewährt. Unsere Zuchttiere müssen meines Erachtens außerordentlich weitgehend von Vertretern in der freien Wildbahn unterschieden werden. Weiterhin möge zur Diskussion gestellt werden, ob es nicht dem erfahrenen Blick des Züchters noch möglich sein müsse, unter der Wirkung von „A" „verbesserte" Zuchttiere gegenüber den natürlich aufgezogenen zu erkennen. Jedenfalls liegen noch keine sicheren Beobachtungen vor, daß sogenannte konstitutionsschwache Zuchtiere unter der Wirkung von „A" so verbessert worden sind, daß sie in die Zucht gelangten und dort ihre möglicherweise mangelnden Anlagen weitervererbt hätten. Nach meinem Dafürhalten kann solchen Einwänden keine klare Unterlage geboten werden.

Ein weiterer Einwand ist der einer möglichen Resistenzerwerbung. Es ist ja bekannt, daß vor allem bei Penicillin nach seiner therapeutischen Anwendung (sehr hohe Dosen) Penicillin-resistente Bakterienformen zur Ausbildung gelangten, die eine weitere Therapie mit dem gleichen „A" durch die Notwendigkeit, sehr viel höhere Dosen zu geben, erschweren oder sogar unmöglich machen. Ähnliches gilt dem Schrifttum nach auch für Streptomycin, während für Aureomycin und Terramycin ähnliche Resistenzbildungen bisher kaum beschrieben wurden.

Weiterhin ist im medizinischen Schrifttum gewarnt worden, „A" ganz schlechthin in Mundwässern, Zahnpasten oder Kaugummi und dergleichen zur allgemeinen Hygiene zu verwenden, da zahnärztliche Untersuchungen erkennen ließen, daß sich bei dieser Dauereinwirkung sehr kleiner Dosen resistente Bakterienformen gegen die betreffenden „A" entwickelt haben, die bei dem Auftreten von Infektionen anderer Menschen deren Behandlung mit dem gleichen „A" erschweren oder unmöglich machen.

In dieser Richtung liegen Verhältnisse vor, die denen ähnlich sind, die bei der Fütterung von antibiotica-haltigem Futter bei unseren Nutztieren gegeben sind. Gegenwärtig sind mir indes keine Berichte bekannt, die hätten erkennen lassen, daß die bisher kaum untersuchte Mundflora unserer Nutztiere in einer entsprechenden Richtung verändert worden wäre. Zuzugeben ist aber, daß dies prinzipiell möglich ist. Es sind mir aber als Tierarzt bisher keine Fälle bekannt geworden, in denen bei Nutztieren tierärztliche Veranlassung gegeben wäre, therapeutisch gegen die Veränderung der Mundflora aus irgend welchen Gründen einzugreifen. Derartige Fälle werden nur bei Hunden und Katzen beschrieben. Als weiterer Einwand wird angeführt, daß unter der Verwendung von „A" im Futter nachdrückliche Veränderungen der Bakterienflora des Verdauungskanals der betreffenden Tiere eintreten und daß damit auch an die Bildung resistenter Formen zu denken ist. Derartige Fälle sind aber bisher nicht bekannt geworden, obwohl prinzipiell an diese Möglichkeit gedacht werden muß. Nach meinem Dafürhalten hat das angeführte Bedenken „daß in Zukunft ein Reservoir fakultativ-pathogener, antibiotica-resistenter Keime in unseren Schlachttieren herangezüchtet werde", nicht in dem Umfang Berechtigung, wie es von mancher Seite sicherlich auch aus wirtschaftlichen Gründen angeführt wird. Jedenfalls hat man nach der schon in immer steigendem Umfang durchgeführten Verwendung von Antibiotica in der Ernährung unserer Nutztiere keine sicheren und gesicherten Beweise für eine solche Befürchtung, während andererseits der Nutzen einer solchen Zufütterung und deren Wirtschaftlichkeit ohne allen Zweifel ist. Nach meinem Dafürhalten kann es sich eine Landwirtschaft wie die westdeutsche nicht leisten, einen solchen wirtschaftlichen Vorteil zu negieren, dem nur vage Analogieschlüsse und Vermutungen experimentell unbewiesener Art gegenüberstehen.

In diesem Zusammenhang möge darauf hingewiesen werden, daß zahlreiche unserer Schlachttiere tuberkulin-positiv reagieren, daß fast jedes Schwein eine Rotlaufimpfung mitmacht, daß häufig Medikamente an Tiere verabfolgt werden, die später zur Schlachtung gelangen und daß hier in allen Fällen prinzipiell daran gedacht werden könnte, daß auch hierdurch im Körper der betr. Tiere sich Wirkungen abspielen, die nur bis jetzt unerem Erkenntnisvermögen entzogen blieben.

Ein kurzes Wort zum Wirkungsmechanismus. Die im allgemeinen herrschende Meinung ist die, daß Antibiotica auf die Bakterienflora des Verdauungskanals so einwirken, daß ungünstige Bakterienarten geschwächt oder abgetötet werden, dem Körper nützliche dadurch gefördert werden, daß der Körper nicht mehr der Ausbildung von Abwehrkräften in dem Umfange bedarf, wie er sonst nötig hat, um seinen „disease level" auf der erforderlichen Höhe zu halten. Sinnbildlich gesprochen könnte man es so verstehen, daß der Körper zur Abwehr von Infektionskrankheiten einen Befestigungsgürtel errichtet und aufrechterhält und dadurch Stoffe gebunden werden, die ihm für seinen Aufbau verloren gehen. Durch Wegfallen dieses Befestigungsgürtels wird das Baumaterial frei und kann in Form von Fleisch und Fett in Ansatz gelangen.

Meine Mitarbeiter und ich vertreten dagegen eine andere Auffassung, die in Teilen darin besteht, daß den Antibiotica die Wirkung eines das Fermentmilieu regelnden Stoffes zukommt und daß ihre Wirkung etwa der des Wachstumshormons der Hypophyse entspricht.

Zusammenfassend möchte ich mich positiv zur Verwendung von „A“ in der Mast von Nutztieren stellen, da hier wirtschaftliche Vorteile erreicht werden können und daneben Schadenswirkungen bisher noch nicht zur Beobachtung gelangt sind. Ich halte die Gefahr einer Erbwertverschleierung für gering und die einer Resistenzerwerbung bei den in Frage kommenden Dosen von „A“ bei der relativ kurzen Lebensdauer der Schlachtiere gegenüber den beim Menschen etwas anders gelagerten Bakterienverhältnissen für so untergeordnet, daß damit kein Anlaß gegeben werden kann, auf die Verwendung von Antibiotica in der Ernährung unserer landwirtschaftlichen Nutztiere zu verzichten.

Zusammenfassung (nach Diskussion der Ges f. Ernährungsphysiol. d. Haustiere).

Der Einsatz der Antibiotica bei der Fütterung an Schlachttiere ist nach dem heutigen Stand unserer Erkenntnisse unbedenklich. Bei unausgeglichenen Rationen und kümmernden Tieren kann die Beifütterung auch wirtschaftlich von Nutzen sein. Bei Zuchttieren sind noch weitere Ergebnisse abzuwarten. Bei Kükenaufzucht ermöglichen Antibiotica eine Einsparung an tierischem Eiweiß.

(Aus der Gesellschaft für Ernährungsphysiologie der Haustiere) *)

A. SCHEUNERT, Potsdam-Rehbrücke und J. BRÜGGEMANN, München

Fragen der Vitaminierung von Futtermitteln

1. Bestehen einwandfreie Erkenntnisse über die Haltbarkeit von Vitamin A und D in Mineralsalzmischungen und Mischfuttermitteln?

Die Haltbarkeit von Vitamin A in Hochkonzentraten ist über 3 Monate gegeben. Die Hochkonzentrate zu untermischen ist bedenklich, da die Stabilität des Vitamin A in Kraftfuttergemischen noch nicht genügend gesichert ist.

Vitamin D ist in Mineralstoffmischungen praktisch stabil. Durch Anwesenheit von primärem Calciumphosphat wird Vitamin D zerstört.

2. Bestehen einwandfreie Unterlagen über die Resorptionsfähigkeit der Vitamine A und D aus Vitamin-Präparationen im Gemisch mit Mineralstoffen oder in Mischfuttermitteln?

*) Siehe Anm. S. 71.

Nach J. BRÜGGEMANN werden von Vitamin A und D etwa 70% resorbiert, wobei der in den Geweben verbliebene Rest nicht berücksichtigt werden kann. Zu beachten ist, daß die Resorptionsgeschwindigkeit wichtiger ist als die Resorptionsfähigkeit. Ob durch eine gesteigerte Stabilität der Vitaminpräparate die Resorptionsfähigkeit oder -schnelligkeit leidet, ist nicht bekannt.

3. Bestehen einwandfreie Unterlagen über den Grad der Zerstörung von Vitamin A- und D-Präparationen durch den Verdauungsvorgang im Magen-Darm-Kanal der Tiere?

Festgestellt ist, daß mineralische Vitaminmischungen im Darm starke Verluste an Vitaminen erleiden.

4. Carotin-Einheiten.

Nach eingehender Aussprache empfiehlt die Ges. f. E. d. H. die Festsetzung der Umrechnung von 1 mg Carotin = 300 IE Vit. A.

Aus dem Institut für Tierernährung (Prof. A. COLUMBUS) und dem Biol.-Physikal. Labor (Dr. STRUSS) des II. Physikalischen Instituts (Prof. G. C. MÖNCH) der Universität Halle.

F. STRUSS

Neuartiges Prinzip der Luftführung für langdauernde Respirationsversuche

Bei langdauernden Respirationsversuchen, die sich unter Umständen über Wochen erstrecken, besteht eine gewisse Schwierigkeit darin, daß das Tier regelmäßig Futter erhalten muß und daß die Exkremente von Zeit zu Zeit entfernt werden müssen. Dies bedingt, da der Käfig geöffnet werden muß, eine Unterbrechung des Respirationsversuchs oder, wenn man mit Futter- und Kotschleusen arbeitet, die rechnerische Berücksichtigung der mit dem Schleusenvorgang in das System eintretenden Luftmengen und deren prozentuale Zusammensetzung.

Mit der in Abb. 1 gezeigten Anordnung entfallen diese Schwierigkeiten. Sie ist geeignet für langdauernde Respirationsversuche im offenen System, vornehmlich für kleine Tiere. Es wird ein Wechselkäfig benutzt, der aus zwei Kammern K_1 und K_2 besteht, die miteinander verbunden sind und durch einen Schieber S gegeneinander abgetrennt werden können. Die Verbindung zwischen den beiden Kammern muß so groß sein, daß das Tier mühelos von einer Kammer in die andere wechseln kann.

Das Prinzip der Anodnung ist folgendes: Das Tier befindet sich zunächst in der Kammer K_1. Der Schieber S ist geschlossen. Beide Kammern sind mit Futter versehen und die Türen T_1 und T_2 gasdicht verschraubt. Die Frischluft gelangt über den Zweiweghahn H_1 in die Kammer K_1, in der das Tier atmet. Die Atemluft wird über einen weiteren Zweiweghahn H_2, der zweckmäßig mit dem Hahn H_1 gekoppelt ist, durch eine Gaspumpe GP abgesaugt, nachdem der Gasdurchsatz vorher mittels Gasuhr GU gemessen ist. Bei a erfolgt die Entnahme eines geringen Teiles der Atemluft zur Gasanalyse. Die Pumpe fördert — aber nun nicht wie üblich den Hauptstrom des Gases ins Freie — sondern drückt das Gas über die Zweiweghähne H_3 und H_4 und den geöffneten Hahn H_5 in die Kammer K_2, die auf diese Weise mit der Atemluft durchspült wird und durch den geöffneten Hahn H_6 entweicht. Hierdurch wird erreicht, daß nach kurzer Zeit die Luft in der Kammer K_2 dieselbe Zusammensetzung hat wie die Luft am Ausgang der Kammer K_1. Die ausgezeichneten Pfeile der Luftführung und die gezeichnete Hahnstellung stellt den beschriebenen Zustand dar, wenn sich das Tier in der Kammer K_1 befindet.

Soll nun das Tier mit frischem Futter versehen werden, so werden zunächst die Hähne H_5 und H_6 geschlossen und die Atemluft aus der Kammer K_1 vorübergehend über den Zweiweghahn H_3 ins Freie geführt. Dann öffnet man

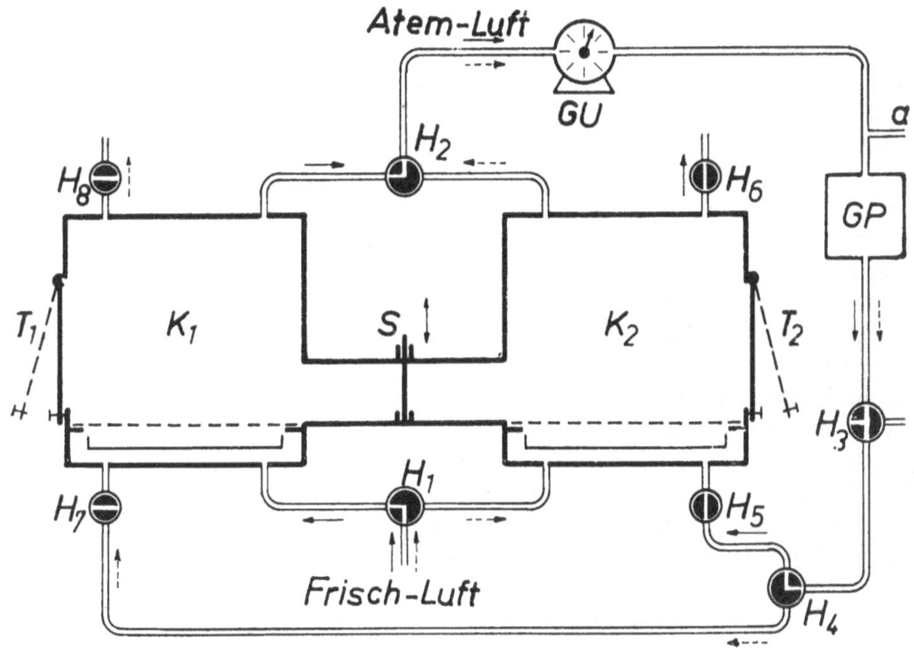

Abb. 1. *Wirkungsprinzip des Wechselkäfigs für kleine Tiere*

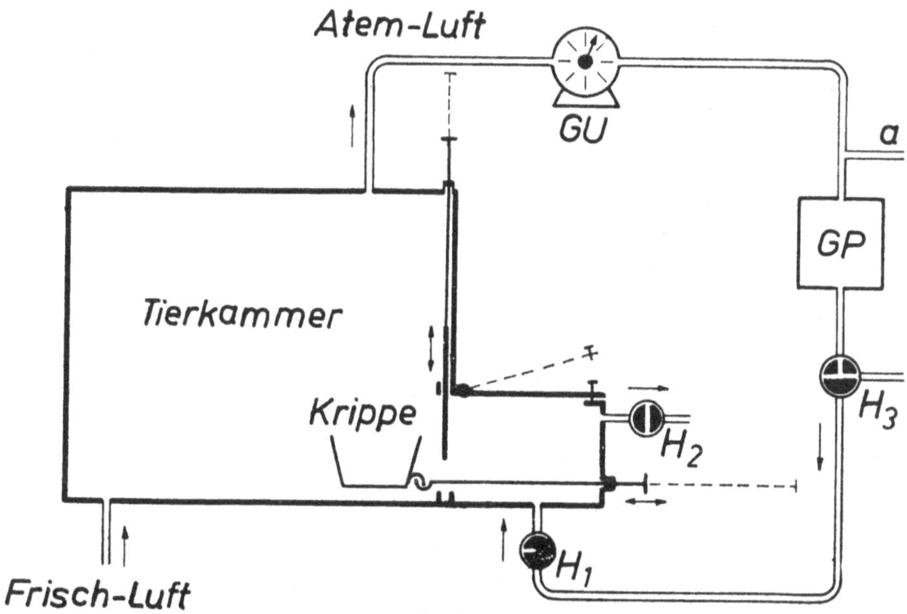

Abb. 2. *Wirkungsprinzip der Anordnung für Respirationskammern mit Futterschleusen*

den Schieber und läßt das Tier in die Kammer K_2 herüber, schaltet gleichzeitig durch Betätigung der Hähne H_1 und H_2 den Gasdurchsatz auf die Kammer K_2 um. Dann wird der Schieber wieder geschlossen.

Die Tatsache, daß vorübergehend der Rauminhalt des Käfigs vergrößert worden ist, hat keinerlei Einfluß auf die prozentuale Gaszusammensetzung der Atemluft, da sie im stationären Zustand allein vom Gasdurchsatz abhängt, und vom Volumen der Kammer unabhängig ist. Der Gasdurchsatz bleibt aber konstant, soweit die Pumpe konstant arbeitet, was Voraussetzung ist. Allein die Zeitdauer bis zur Erreichung des stationären Zustandes ist vom Kammervolumen abhängig. Hier ist jedoch durch die vorhergehende Spülung bereits der stationäre Zustand in dem erweiterten Volumen der Kammer herbeigeführt.

Durch Schluß des Schiebers ist die Kammer K_1 vom System getrennt und kann geöffnet, gereinigt und mit frischem Futter versehen werden. Dann wird die Kammer K_1 wieder geschlossen, die Hähne H_7 und H_8 geöffnet und die Luft über den zurückgedrehten Hahn H_3 und den umgeschalteten Hahn H_4 durch die Kammer K_1 gespült. Die gestrichelten Pfeile der Luftführung stellen den Zustnd dar, wenn sich das Tier in der Kammer K_2 befindet. Nach kurzer Zeit ist die Kammer K_1 wieder mit der Luft versehen, wie sie am Ausgang der Kammer K_2 vorliegt, und in entsprechender Weise kann das Tier bei einer notwendig werdenden zweiten Fütterung und Reinigung des Käfigs in die vorbereitete Kammer K_1 gelassen werden. Der Wechsel kann beliebig häufig und lange wiederholt werden, ohne daß irgendwelche Unterbrechung des eigentlichen Respirationsversuches stattfindet.

Für langdauernde Respirationsversuche mit großen Tieren ist es zweckmäßig, nach dem Vorbild MÖLLGAARDS mit Schleusen zu arbeiten. Man kann jedoch auch hier das beschriebene Prinzip der Spülung mit Atemluft zweckmäßig anwenden, um die sonst notwendig werdende Korrektur der Atemgase zu umgehen, die naturgemäß umständlich oder mit Fehlern behaftet ist.

In Abb. 2 ist das Prinzip der Anordnung am Beispiel der Futterschleuse angegeben. GU bedeutet wieder die Gasuhr, GP die Pumpe, und bei a erfolgt die Entnahme des Teilstromes zur Gasanalyse. Der Schleusenraum, der von außen zugänglich ist, wird jeweils, bevor die Krippe ein- und ausgefahren wird, mit der aus dem Tierkäfig kommenden Atemluft durchspült. Beim eigentlichen Schleusenvorgang müssen die Hähne H_1 und H_2 geschlossen sein. Die Luft wird dann vorübergehend über den umgestellten Hahn H_3 direkt ins Freie geleitet. Das über die vorübergehende Vergrößerung des Kammervolumens und die Gaszusammenetzung in Bezug auf Abb. 1 Gesagte gilt auch hier, so daß beliebig viele Schleusungen durchgeführt werden können, ohne daß eine rechnerische Korrektur, die Schleusungen betreffend, vorgenommen werden muß.

Zusammenfassung

Es wird ein neues Prinzip der Luftführung bei lange andauernden Respirationsversuchen im offenen System, anwendbar für Tiere verschiedener Größe, beschrieben, das auf Wechselkammern beruht.

Eingegangen am 4. 4. 54

Aus dem Institut für Tierernährungslehre der Humboldt-Universität Berlin
(Direktor: Prof. Dr. Dr. Dr. h. c. Dr. h. c. Dr. h. c. E. MANGOLD)

L. LENNERTS

Der Einfluß verschieden hoher Rauhfuttermengen und Eiweißzulagen auf die Verdaulichkeit des Futters, nach Versuchen an Schafen

Inhaltsübersicht

Vorwort

Es ist eine allgemein bekannte Tatsache, daß das Tier nicht von dem lebt, was es an Nahrung durch das Futter aufnimmt, sondern nur der Teil in den Säftestrom des Körpers gelangt, der durch die mechanischen, chemischen und biologischen Verdauungsprozesse gelöst wurde. Hieraus schließt, für eine richtige und rationelle Fütterung alles zu beachten, was eine optimale Aufschließung und Resorption der Nährstoffe gewährleistet.

In einer umfassenden Zusammenstellung weist MANGOLD [28] auf all die Faktoren hin, die sowohl positiv wie negativ auf den Verdauungsprozeß einzuwirken vermögen. Dabei dürften jedoch noch nicht die letzten Erkenntnisse und Zusammenhänge um all diese Vorgänge erforscht sein, was besonders für den Einfluß der Futtermenge sowie verschieden hoher Eiweißzulagen zutrifft. So bemerkt MANGOLD besonders die wechselnden Ergebnisse bei den Versuchen mit verschiedenen Futtermengen, während die vorhandenen Versuche über Eiweißzulagen ebenfalls mangelhaft sind und teils von verschiedenen Gesichtspunkten aus angestellt wurden. In der vorliegenden Arbeit soll daher erneut versucht werden, den *Einfluß von verschieden hohen Rauhfutterquantitäten und steigenden Eiweißzulagen bei verschieden hohen Grundfuttermengen auf die Verdaulichkeit der Nährstoffe* an Schafen zu untersuchen. Die Tatsache, daß dabei der erste zu behandelnde Faktor die Grundlage für die Ermittlung der Ergebnisse des zweiten Faktors bildet, ließ bei der Aufstellung des Versuchsplanes die Möglichkeit berücksichtigen, Futtermenge und Eiweißzulage versuchstechnisch in der Weise miteinander zu koppeln, daß nach jedem Grundversuch mit gleicher oder verschiedener Futtermenge ein Differenzversuch mit einer wechselnden Eiweißzulage folgte. Dabei erwies sich eine geschlossene Besprechung der Versuche als wenig ratsam, da trotz der hier gehandhabten gemeinsamen Durchführung eine Beurteilung der einzelnen Faktoren ganz verschiedene Literaturunterlagen und Probleme voraussetzte. Es erschien daher zweckmäßiger und übersichtlicher, jeden Faktor geschlossen für sich in einem Hauptteil mit eigener Einleitung und Methodik sowie Zusammenfassung und Diskussion zu behandeln. Alle Grundversuche, die den Einfluß der Futtermenge untersuchen, sind im Hauptteil A, alle Differenzversuche mit Eiweißzulage im Hauptteil B zusammengefaßt.

A. Der Einfluß verschieden hoher Rauhfuttermengen auf die Verdaulichkeit der Nährstoffe

I. Einleitung

Wenn auch die in der einschlägigen Literatur angeführten Fütterungsbeispiele für die einzelnen landwirtschaftlichen Nuztiere und ihre verschiedenen Leistungen die Grundlage für eine richtige und zweckmäßige Tierernährung bilden sollen, so ergeben sich doch hin und wieder für die praktische Landwirtschaft Situationen, wo diese Beispiele nur einen bedingten Anhaltspunkt geben. Es sei hier vor allem auf die Alpwirtschaft hingewiesen, wo die Winterfütterung des Rindviehes meist ausschließlich mit Heu bestritten wird. Aber auch in den Betrieben des Mittelgebirges kann die Saft- und Kraftfutterfütterung aus klimatischen und finanziellen Gründen mehr oder weniger stark zurücktreten. Fragen wie:

> „Kann man die Tiere bis zur vollen Sättigung mit Heu füttern, ohne daß eine Verschlechterung der Verdaulichkeit eintritt? Vermag das Tier in auftretenden Hungerjahren das nur in kleinen Rationen zur Verfügung stehende Heu zu höheren Prozenten zu verdauen? Und wie verhalten sich Heuarten verschiedener Qualität bei einer verschiedenen quantitativen Verfütterung bezüglich ihrer Verdaulichkeit?"

werden hier akut und erwecken besonders ein praktisches Interesse.

Aber auch von wissenschaftlicher Seite ist das verdauungsphysiologische Verhalten der Tiere bei verschiedenen Futtermengen von vielseitigem Interesse. Außer der zunächst für die Praxis gedachten rein wirtschaftlichen Perspektive konnte für den Ablauf einer Reihe verdauungsphysiologischer Vorgänge, wie z. B. das Wiederkauen WERNER [48], die Pansenbewegungen TRAUTMANN [40], FREI [41] und die Ferment- und Magensaftsekretion SCHOREGGE [36], PAWLOW [33], eine Beziehung zur Futtermenge festgestellt werden, die außer der Art des Futters auch einen entscheidenden Einfluß auf diese Funktionen auszuüben vermag. In Anbetracht der Bedeutung, die damit diesem Fragenkomplex zukommt, ist es nicht verwunderlich, wenn seit dem Beginn einer wissenschaftlich exakten Forschung auf dem Gebiete der Tierernährungslehre die Frage nach dem Einfluß verschiedener Futtermengen auf die Verdaulichkeit der Nährstoffe wiederholt Anlaß zu wissenschaftlichen Untersuchungen gab. Es finden sich daher auch in der Literatur eine ganze Reihe von Arbeiten, in denen die einzelnen Forscher diese Frage meist infolge der vorhandenen wechselnden Ergebnisse und der dadurch bestehenden Unklarheit immer wieder von neuen Gesichtspunkten aufnahmen und versuchten, dieses Problem durch Modifikation der Methodik — Veränderungen im Tier- und Futtermaterial — von neuem zu beleuchten.

So waren es HENNEBERG und STOHMANN [16], die Anfang der 60er Jahre des vergangenen Jahrhunderts erstmalig diesbezügliche Versuche mit Ochsen durchführten, an die sie verschiedene Mengen von 10,2 bis 14,5 kg Klee- und 10,0 bis 12,65 kg Wiesenheu verfütterten.

Tabelle 1. *Verdauungskoeffizienten der Versuche mit verschiedenen Futtermengen von* HENNEBERG und STOHMANN

Tierart	Futter	Menge kg	*Gehalt %* Rohprotein	Rohfaser	*Verdauungskoeffizienten* Organ. Subst.	Rohprotein	Rohfett	Rohfaser	N-freie Extr.-St.	Autor
Ochse I	Klee-	10,20	16,6	33,2	54	51	36	38	69	HENNE-
„ I	heu	12,50	16,6	33,2	54	50	66	40	66	BERG [16]
„ II	„	12,05	16,6	33,2	54	53	67	38	67	„
„ II	„	14,50	16,6	33,2	54	51	33	39	67	„
„ I	Wiesen-	10,00	13,4	37,0	62	56	37	65	63	„
„ I	heu	12,65	13,4	37,0	60	70	41	60	59	„
„ II	„	10,00	13,4	37,0	62	61	41	64	62	„
„ II	„	11,55	13,4	37,0	60	71	41	68	58	„

Dabei ergab sich, wie aus Tabelle 1 zu ersehen, in den Versuchen mit Kleeheu keine besondere Veränderlichkeit in der Verdauung der einzelnen Nährstoffe. Eine Ausnahme zeigte lediglich das Rohfett, das bei der geringsten und höchsten Futtermenge eine Abnahme der Verdaulichkeit aufwies. Bei Verabreichung von Wiesenheu reagierten aber die Tiere auf eine erhöhte Futtermenge mit einer merklich besseren Verdaulichkeit des Rohproteins und einer schlechteren für die N-freien Extraktstoffe, während die Rohfaser wechselnde Ergebnisse mit nur geringen Differenzen erkennen ließ. Berücksichtigt man jedoch bei der Beurteilung dieser Ergebnisse die Tatsache, daß für die Durchführung der einzelnen Versuche immer nur ein Tier Verwendung fand, so ergibt sich hieraus nur eine bedingte Brauchbarkeit derselben für einen kritischen Vergleich. WOLFF [49, 52, 53] untersuchte einige Jahre später den Einfluß verschiedener Rauhfutterquantitäten auf die Verdaulichkeit bei Schafen und Pferden. Wie die Verdauungswerte der Tabelle 2 ergeben, reagierten hierbei die Pferde auf erhöhte Futtermengen je nach der Art des Futters verschieden. So zeigte sich mit steigenden Wiesenheugaben beim Rohprotein, bei der Rohfaser und den N-freien Extraktstoffen eine Abnahme, bei Verfütterung von Luzerneheu dagegen für diese Nährstoffe eine Zunahme der Verdaulichkeit.

Tabelle 2. *Verdauungskoeffizienten der Versuche mit verschiedenen Futtermengen bei Pferden und Schafen von* WOLFF

Tierart	Futter	Menge kg	*Gehalt* %		*Verdauungskoeffizienten*					Autor
			Roh-protein	Roh-faser	Organ. Subst.	Roh-protein	Roh-fett	Roh-faser	N-freie Extr.-St.	
Schaf II	Kleeheu	1,0	19,37	24,45	60,4	60,8	56,2	53,6	64,3	WOLFF [49]
„ II	„	1,5	19,37	24,45	58,7	58,9	54,6	51,0	63,2	„
Schafe	Luzerne-	0,8	19,84	32,00	60,8	72,1	26,3	43,6	70,6	„ [52]
„	heu	1,0	19,84	32,00	61,9	74,8	30,8	48,5	68,3	„
„	„	1,2	19,84	32,00	62,9	73,9	32,8	48,3	70,6	„
Pferde	Wiesen-	10,0	12,86	31,56	56,8	63,7	42,2	47,2	63,2	„ [53]
„	heu	12,5	12.86	31,56	54,0	61,8	42,6	44,2	59,8	„
„	Luzerne-	8,0	19,84	32,00	56,0	73,5		33,0	69,9	„ [52]
„	heu	10,0	19,84	32,00	58,0	73,3		37,1	70,9	„
„	„	12,0	19.84	32,00	61,1	77,0		42,9	71,8	„

EDIN und ERIKSSON [8], die ebenfalls Versuche an Pferden durchführten, erhielten mit zunehmender Futtermenge eine Abnahme der Verdaulichkeit und bestätigen damit die Ergebnisse der von WOLFF durchgeführten Versuche mit Wiesenheu. Ein ähnliches Bild geben die Schafversuche von WOLFF. Während bei Verabreichung von 1,5 kg Kleeheu gegenüber 1,0 kg eine geringere Verdauung aller Nährstoffe zu beobachten war, ergab sich für die Versuche mit Luzerneheu beim Rohfett und der Rohfaser mit steigender Futtermenge eine teilweise erhöhte Verdaulichkeit. Es dürfte damit die Vermutung naheliegen, daß die Tiere je nach Art des Futters verschieden reagierten.

Aus den Ergebnissen der Schafversuche mit Luzerneheu schließt außer WOLFF auch SCHEUNERT [35] auf eine prozentual gleiche Verdaulichkeit der Nährstoffe unter Berücksichtigung normal zulässiger Futtermengen. Die auftretenden Abweichungen werden von ihnen als innerhalb der Fehlergrenze liegend angesehen. Lediglich übermäßige Füllung und Belastung des Verdauungsapparates soll zur verminderten Ausnutzung und Herabsetzung der Verdaulichkeit führen. Die gleiche Ansicht vertritt auch NEHRING [32], der außerdem auf den Mangel an Versuchen mit extremeren Futtermengen hinweist, wodurch die Grenzen der normalen Verdaulichkeit ermittelt werden könnten.

HONCAMP [18] und KELLNER [22] bejahen die Ansichten von WOLFF, SCHEUNERT und NEHRING mit der Einschränkung, daß bei Verabreichung von steigenden Gaben eines *Futtergemisches* immer Verdauungsdepressionen eintreten. Es muß aber hervorgehoben werden, daß HONCAMP auch in seinen Kleeheuversuchen (Tabelle 3) mit erhöhter Futtermenge eine klare Abnahme der Rohfaserverdauung erhielt.

Tabelle 3. *Verdauungskoeffizienten der Versuche mit verschiedenen Mengen eines Futtergemisches von* HONCAMP, KELLNER, JORDAN *und* KATAYAMA

Tierart	Futter	Menge kg	Gehalt %		Verdauungskoeffizienten					Autor
			Rohprotein	Rohfaser	Organ. Subst.	Rohprotein	Rohfett	Rohfaser	N-freie Extr.St.	
Schafe	Kleeheu	0,6	10,3	29,9	57,2	53,7	48,4	56.1	62,6	HONCAMP
„	„	0,9	10,3	29,9	58,1	56,4	47,2	50,0	63,6	„ [18]
„	„	1,2	10,3	29,9	56,6	54,4	49,0	47,5	62,9	„
„	Futter-	0,75			79,9	84,2	28,0	62,2	84,1	„
„	gemisch	1,125			78,9	83,5	35,1	59,5	83,1	„
„	„	1,5			77,5	82,0	38,0	55,5	82,5	„
Ochsen	Futter-	10,84	Nährstoff-		76,0	71,1	65,6	62,7	81,6	KELLNER [22]
„	gemisch	13,01	verhältnis		74,7	68,3	64,4	61,2	80,8	„
„	„	15,18	1 : 5,8		72,8	65,8	64,2	59,2	79,0	„
Kuh	Wiesenheu Maismehl Haferschr.	3,33 2,5 1,66				39,6	51,4		59,1	JORDAN [20]
Kuh	Wiesenheu Maismehl Haferschr.	5,00 3,75 2,5				44,9	52,6		63,0	„
Schafe	Futttergemisch +	0,75	I. Versuchsserie		69,0	77,2	74,2	60,6	66,3	„
		1,12			69,3	78,2	73,1	62,0	66,0	„
„	Futter-gemisch*	0,56	II. „		76,3	75,6	82,1	67,2	79,0	„
		1,12			71,7	70,8	80,5	59,0	75,4	„
„	Futter-gemisch**	0,48	III. „		68,0	71.2	76,1	62.3	69,2	„
		0,96			64,2	65,3	73,8	60,1	65,0	„
Schweine	Futter-	0,725			87,8	67,5		54,8	94,0	KATAYAMA
	gemisch	1,45			88,0	72,8		54,4	93,7	„ [21]

Im Gegensatz zu dieser von KELLNER und HONCAMP vertretenen und durch ihre eigenen Untersuchungen an Ochsen und Schafen auch gestützten Meinung zeigen Versuche anderer Autoren wechselnde Resultate. So konnte KATAYAMA [21] (Tabelle 3) in Versuchen mit Schweinen, an die er ein Futtergemisch bestehend aus: 55% Kartoffelflocken, je 14% Melasseschnitzel und Roggenmehl sowie 17% Weizenkleie in Mengen von 0,725 und 1,145 kg verabreichte, bei der größeren Ration sogar eine verbesserte Verdaulichkeit des Rohproteins feststellen, die er aber auf eine erhöhte Ausscheidung von N-haltigen Stoffwechselprodukten zurückführte. JORDAN und HALL [20] erhielten, wie aus Tabelle 3 zu ersehen, in der ersten Versuchsserie mit Schafen nur geringe, in der zweiten und dritten dagegen größere Differenzen, die eine Abnahme als Ursache der verabreichten doppelten Futtermenge für möglich erscheinen lassen. Im Gegensatz hierzu steht aber das Ergebnis der Versuchsserie mit einer Kuh, wo die erhöhte Futtermenge eine erhöhte Verdaulichkeit bewirkte. Selbst JORDAN und HALL kamen hier zu dem Schluß, daß es noch weiterer Untersuchungen bedarf, um in diesem Punkt volle Klarheit zu erhalten. FORBES und Mitarbeiter [13] sowie WATSON [44, 45] und WATSON und Mitarbeiter [46], die in einer Reihe von größeren Versuchsserien an jungen Ochsen den Einfluß der Trockensubstanzmenge verschiedener Futterarten und Futtergemische untersuchten, gelangten ebenfalls zu wechselnden Ergebnissen. So ergab sich für die Verdaulichkeit des Rohproteins in einer Versuchsserie von WATSON [44] mit Heu, das in steigenden Gaben von 2,3 bis 8,11 kg Trockensubstanz verabreicht wurde, bei einer mittleren Futtermenge von 5,56 kg Trockensubstanz ein Maximum, während in einer anderen Versuchsreihe von WATSON [45], wo ein aus Heu und Gerste im Verhältnis 1 : 1

+) besteht aus einem Teil Sojamehl und zwei Teilen Heu.

*) besteht aus 5 Teilen Heu, 40 Teilen Maissilage, 5 Teilen Haferschrot und 6 Teilen Erbsenschrot.

**) besteht aus 15 Teilen Heu, 25 Teilen Maissilage, 2 Teilen Malzkeime und je 3 Teilen Braugerste und Glutenfeed.

bestehendes Futtergemisch in Mengen von 1,83 bis 9,4 kg Trockensubstanz zur Anwendung gelangte, eine mit erhöhter Futtermenge verbundene Abnahme der Verdaulichkeit in Erscheinung trat. Rohfaser und N-freie Extraktstoffe hatten in beiden Serien die niedrigsten Verdauungskoeffizienten bei den größten und kleinsten Futtermengen. Ebenfalls unterschiedliche Resultate zeigten Versuche von FORBES und Mitarbeitern [13] sowie WATSON und Mitarbeitern [46] an jungen Ochsen, wobei Heu und Mais im Verhältnis 1 : 1 in zunehmenden Rationen verfüttert wurde. Während hier das Rohprotein und die N-freien Extraktstoffe in allen Versuchsserien mit steigender Trockensubstanzmenge des Futters von 1,72 bis 9,52 kg eine Verdauungsdepression erkennen ließen, ergab sich für die Rohfaser in den Versuchen von FORBES und Mitarbeitern [13] bis zu einer Futtermenge von 4 kg Trockensubstanz eine Erhöhung, jedoch bei weiterer Steigerung der Futtermenge eine Abnahme der Verdaulichkeit. In zwei weiteren Versuchsserien von WATSON [46], wo einmal ein konstant bleibendes Futtergemisch aus Heu und Mais, ein andermal Maissilage allein an die Tiere verabfolgt wurde, zeigte sich bei der Rohfaser und den N-freien Extraktstoffen mit steigender Futtermenge eine Abnahme der Verdaulichkeit. Auch POLJARVI [34], der ebenfalls den Einfluß der Futtermenge auf die Verdaulichkeit untersuchte, erhielt wechselnde Ergebnisse. J. AXELSSON [1], der sich eingehender mit den Ergebnissen der Versuche von FORBES, WATSON und POLJARVI befaßte, kommt zu dem Schluß, daß die Verdaulichkeit bei wechselnder Futtermenge ein Optimum aufweist, wenn die für den Unterhalt des Körpers erforderliche Trockensubstanzmenge etwas überschritten wird und mißt der Zusammensetzung des Versuchsfutters — ob einheitlich oder als Gemisch — keine Bedeutung zu.

Die hier auftretende Kontroverse sowie auch die wechselnden Ergebnisse in den Versuchen von WOLFF, HONCAMP, KELLNER, KATAYAMA und JORDAN dürften teilweise in einer fehlenden genaueren Abgrenzung der physiologischen Schwankungen ihren Grund haben. So stützen HONCAMP und KELLNER ihre Ansichten auf Ergebnisse, die teilweise so geringe Differenzen aufweisen, daß es schwer sein dürfte, sie als Ursache der veränderten Futterquantität herauszustellen. Für diese Annahme sprechen auch Untersuchungen von MANGOLD und STOTZ [29] über die individuellen Schwankungen bei Schafen, die hierbei weit größere Unterschiede ermitteln konnten, als sich zwischen den einzelnen Versuchen der Versuchsserien von HONCAMP und KELLNER ergaben. Auch VÖLTZ und KIRSCH [43] bemerken zu den Versuchen von KELLNER, daß die Änderungen sehr gering waren und wohl noch innerhalb der Fehlergrenzen lagen.

Zu dem gleichen Ergebnis kam auch HALNAN [15], der an vier Hühnern ein Futtergemisch, bestehend aus 9 Teilen Hafer und 1 Teil Vollmilchpulver, in Mengen von 50, 100 und 150 g verfütterte und dabei fand, daß die individuellen Schwankungen größer waren als die Differenzen zwischen den einzelnen Versuchen. Es ist somit als ein Mangel dieser und aller anderen Versuche anzusehen, daß sich bei ihrer Auswertung kein greifbarer Anhaltspunkt für die Grenzen der Zufallsabweichungen vorfindet, was besonders auf das Fehlen von ausreichenden Parallelversuchen zurückzuführen ist. Dem kritischen Beurteiler bleibt es daher selbst überlassen, den einen oder anderen geringeren Unterschied als Einfluß der veränderten Futtermenge oder aber als im Rahmen der Zufallsschwankungen liegend zu betrachten.

Selbst wenn auch nur die größeren Differenzen Berücksichtigung finden, wie beispielsweise die bei der Verdauung des Rohproteins in den Schafversuchen mit Wiesenheu von HENNEBERG (Tabelle 1) und den beiden letzten Versuchsserien von JORDAN (Tabelle 3) sowie der Rohfaserverdauung in den Pferdeversuchen mit Luzerneheu von WOLFF (Tabelle 2), ergeben sich widersprechende Ergebnisse, die eine klare Herausstellung der auf diesem Gebiete wirksamen biologischen Gesetzmäßigkeit nicht gestatten und daher eine befriedigende Antwort auf die Frage nicht gegeben werden kann. Auf Anregung von Herrn Prof. MANGOLD, der vorliegenden Fragen ebenfalls sein besonderes Interesse widmete und das vorhandene Material als nicht mehr einer heutigen Kritik standhaltend betrachtete, habe ich es unternommen, dieses Problem durch systematische Untersuchungen an Schafen einer Klärung näherzubringen. Dabei wurde den extremeren Futtermengen sowie der Ermittlung der physiologischen

Schwankungen durch Parallelversuche sowie Unterteilung des 10-tägigen Hauptversuches in 2- u. 5-tägige Gesamtanalysen und einer dadurch möglichen statistischen Auswertung der Ergebnisse besondere Beachtung geschenkt.

II. Methodik

1. *Haltung und Fütterung der Tiere.*

Alle Versuche wurden mit zwei 2—3 jährigen 62—72 kg schweren Hammeln (Schaf A u. B), die der Merinofleischschafrasse angehörten und im hiesigen Institut bereits zu Stoffwechselversuchen Verwendung fanden, mit den üblichen Stoffwechselgeschirren und Stoffwechselkäfigen durchgeführt. Als Versuchsfutter gelangte gehäckseltes Heu zur Anwendung, das aber infolge gewisser Schwierigkeiten nicht qualitativ einheitlich in genügender Menge für alle Versuche bereitgestellt werden konnte. Es ergab sich so die Notwendigkeit, *drei verschiedene Heuarten* (a, b, und c) zu verfüttern, wodurch sich aber die Möglichkeit bot, die Verdaulichkeit verschiedener Heumengen bei verschiedener Qualität zu untersuchen. Heu a und c waren von mittlerer Qualität, während die botanische und chemische Analyse von Heu b die Werte eines saueren Wiesenheues ergaben. Die tägliche Futtermenge wurde immer für den ganzen Versuch abgewogen und dabei sofort die Trockensubstanz bestimmt. Sowohl bei geringen als auch bei größeren Futtermengen wurde die Tagesration je zur Hälfte morgens um 10^{00}h und nachmittags um 16^{00}h den Tieren verabreicht. Frisches Wasser stand ad libitum zur Verfügung.

Um den Gewichtszustand der Tiere bei verschiedenen Futtermengen zu kontrollieren, wurden dieselben zu Beginn sowie am Ende eines jeden Hauptversuches gewogen.

2. *Analysen.*

Zwecks einer guten Durchschnittsanalyse wurde beim Einfüllen der täglichen Heurationen aus jeder Tüte eine Probe entnommen und von jeder Heuart mehrere Gsamtanalysen durchgeführt.

Die täglich anfallende Kotmenge wurde, um eine gute Durchschnittsprobe zu erhalten, gemörsert und gut vermischt, anschließend in einem tarierten Kotglas gewogen und dann sofort der Tr. S. Gehalt bestimmt, woraus sich die tägliche Tr. S. Menge errechnen ließ. Für die 2-tägigen im 1. Versuch und bei allen anderen Versuchen vorgenommenen 5-tägigen Kotgesamtanalysen wurden je nach der im Durchschnitt von einem Versuch täglich anfallenden Kotmenge 5 bzw. 10 % im Trockenschrank bei 60° C getrocknet und dann nach den für die Gesamtanalyse in Frage kommenden Tage für jedes Schaf gesondert zusammengebracht, anschließend mittels einer Schlagkreuzmühle zu einem feinen Pulver gemahlen, wodurch gleichzeitig eine gute Durchmischung gewährleistet war. Die einzelnen Nährstoffanalysen wurden nach den im hiesigen Institut bewährten und im allgemeinen auch sonst üblichen Methoden durchgeführt.

3. *Anordnung der Versuche.*

Bei der Aufstellung des Versuchsplanes ergab sich infolge der drei verschiedenen zur Verfügung stehenden Heuarten bei der Anordnung der einzelnen Versuchsreihen von vornherein eine gewisse Systematik.

So wurde mit *Heu a die I. Versuchsreihe* durchgeführt, die sich in 2 Versuche mit je 800 und 1200 g gliederte, wobei der Einfluß von verschiedenen mittleren Futtermengen untersucht werden sollte. Dem gleichen Zweck diente die *II. Versuchsreihe*, bei der *Heu b* zur Anwendung gelangte und sich gleichfalls in 2 Versuche mit je 800 und 1200 g unterteilte. Im Vergleich zur I. Versuchsreihe sollte hierbei auch der Einfluß der Futterqualität auf die Verdaulichkeit bei verschiedenen Futtermengen geprüft werden. Um einen Anhaltspunkt über die Größe der natürlichen physiologischen Schwankungen bei den einzelnen Versuchen zu gewinnen, wurden in der *III. Versuchsreihe* 3 Versuche mit gleicher Futtermenge (1000 g) und gleicher Futterqualität (Heu b) zusammengefaßt. In der *letzten IV. Versuchsreihe*, wo das qualitätsmäßig bessere Heu c verfüttert wurde, sollten besonders *extreme Futtermengen* berücksichtigt werden. Entsprechend dem Aufnahmevermögen der Tiere sowie der nährstoffmäßig erforderlichen Mindestmenge wurde 1 Versuch mit 1400 g, 2 Versuche mit 600 g (Schaf B schied bei einem Versuch wegen Erkankung aus) und 1 Versuch mit 1000 g als Vergleich zur normalen Futtermenge durchgeführt. Es muß bemerkt werden, daß die Versuche ab Nr. 6 zeitlich nicht in der hier aus Zweckmäßigkeitsgründen angegebenen numerierten Reihenfolge ausgeführt wurden. Es folgten vielmehr ab Versuch Nr. 5 jedem hier besprochenen Grundversuch (Gdv.) ein Differenzversuch (Dzv.), der, wie bereits erwähnt, im zweiten Teil dieser Arbeit besprochen wird.

Die *zeitliche Reihenfolge der Versuche* ist daher wie folgt:
Gdv. 5, Dzv. 12, Gdv. 6, Dzv. 13, Gdv. 7, Dzv. 14, Gdv. 8, Dzv. 15, Gdv. 9, Dzv. 16, Gdv. 10, Gdv. 11, Dzv. 17.

Jeder Versuch gliedert sich in einen 8-tägigen Vorversuch — wobei nach den Untersuchungen von COLUMBUS [7] und LENKEIT [27] bei Schafen alles vorher aufgenommene Futter bis auf einen geringen Rest ($^1/_2$ bis 2 %) die Verdauungsorgane passiert hat — und einen anschließenden 10-tägigen Hauptversuch.

4. *Auswertung der Ergebnisse. Varianzanalyse.*

Eine ausführliche Besprechung der Versuchsergebnisse fand immer am Schluß der einzelnen Versuchsreihen statt, wobei die zwischen Schaf A u. B bei den Versuchen mit verschiedenen Futtermengen erhaltenen Mittelwerte miteinander verglichen und die dabei festgestellten Differenzen unter Berücksichtigung der einzelnen Nährstoffe auf ihre vermutliche Ursache — Einfluß der Futtermenge oder individuelle Schwankungen — geprüft wurden. Dies geschah in der Weise, daß nach einer zunächst allgemeinen Hervorhebung der sich bei den einzelnen Nährstoffen ergebenden größeren oder kleineren Unterschiede eine *statistische Auswertung* mittels der in den letzten Jahrzehnten in allen Zweigen der biologischen Statistik Verwendung gefundenen *Varianzanalyse* vorgenommen wurde.

Das besondere Kennzeichen der von FISHER [11] entwickelten Varianzanalyse oder Streuungszerlegung besteht darin, daß hier die ganze Versuchsreihe als einheitliches Ganzes betrachtet, während bei den sonst üblichen Methoden jeder Versuch als ein selbständiges Versuchsglied ausgewertet wird. Dadurch, daß sowohl die einzelnen Versuche als auch die Schafe sowie die 2- u. 5-tägigen Zeitperioden zunächst nur als Bestandteil der gesamten Versuchsreihe gelten, ergibt sich die Möglichkeit, die verschiedenen Variationsursachen voneinander zu trennen und so die wirklichen Versuchsfehler — gesicherte Differenzen der Hauptfaktoren und der Wechselwirkungen zwischen den einzelnen Kombinationen — zu bestimmen. Die Nullhypothese bei der Varianzanalyse ist die, daß sämtliche Ergebnisse der einzelnen Versuche innerhalb der Versuchsreihe gleichwertig sind, d. h. daß ihre Abweichungen vom Mittel nur Zufallsschwankungen darstellen. Erweist sich aber die Nullhypothese als falsch, so deutet dies auf eine Inhomogenität des Materials hin, d. h., daß die innerhalb der einzelnen Streuungsursachen auftretenden Differenzen nicht im Rahmen der Zufallsschwankungen liegen und daher auf anderen Ursachen beruhen.

Die Prüfung der Nullhypothese erfolgt in der Weise, daß zunächst die Streuung für alle Faktoren ermittelt wird, worauf dann die Verdauungskoeffizienten nach bestimmten Gesichtspunkten gruppiert und die Streuung für die einzelnen Faktoren — Quantitäten, Schafe und Zeitperioden sowie die Wechselbeziehungen zwischen den einzelnen Faktoren — errechnet werden, worauf auf Seite 90 näher eingegangen wird. In einer „Varianztabelle" sind dann in der ersten Spalte die auftretenden Streuungsursachen angeführt, während die zweite die Freiheitsgrade, die dritte die SQ-Werte, die vierte die s^2-Werte, die fünfte die F-Werte und die letzte Spalte die Grenzwerte nach der F-Tabelle für die einzelnen Streuungsursachen enthält.

Für die Beurteilung der Ergebnisse finden nur die F-Werte Berücksichtigung, die, wenn sie den erforderlichen Grenzwert erreichen, anzeigen, ob innerhalb der geprüften Streuungsursache statistisch gesicherte Differenzen auftreten.

Da für die hier zu behandelnden Versuche speziell die statistische Sicherung der bei Schaf A u. B zwischen den einzelnen Versuchen mit verschiedenen Futtermengen auftretenden Unterschiede von Interesse ist, wurde in einer weiteren Tabelle mittels des Differenzfehlers (sd) der t Wert berechnet und die P % Werte nach der P Tabelle bestimmt, die je nach dem Unter- oder Überschreiten des Grenzwertes von 5 % als statistisch gesichert oder als im Rahmen der Zufallsschwankungen liegend zu bewerten sind. Es wird aus diesem Grunde nach der Varianztabelle nur kurz das Ergebnis des F Testes hervorgehoben, während nach der Ermittlung der Werte von t und P für die einzelnen Differenzen eine ausführliche Besprechung der statistischen Prüfung stattfindet, worauf dann eine kurze Zusammenfassung der sich für die jeweilige Versuchsreihe ergebenden Resultate erfolgt.

III. Versuchsergebnisse

1. *Versuche mit verschiedenen mittleren Futtermengen.*

a) Mit Heu a

Wie aus den einleitend besprochenen Versuchen zu ersehen war, scheint eine Futtermenge von rund 1000 g Heu das allgemeine Optimum und 800 bzw. 1200 g die untere bzw. obere Grenze desselben für Schafe mit einem Lebendgewicht von 60—80 kg darzustellen. Dies konnte auch in einer dem 1. Versuch vorausgegangenen Probefütterung bestätigt werden, wo die Tiere in den ersten beiden Tagen bis zu 1700 g Heu aufnahmen, dann aber immer weniger fraßen, um nach 5 Tagen mit rund 1250 g die obere Grenze des Optimums erreicht zu haben. Größere Heufuttermengen werden meist sonst nur von den Tieren aufgenommen, wenn sie vorher ungenügend ernährt waren oder dem Heufutter ein Zusatz von besonders gern gefressenen Futterstoffen, wie beispielsweise Sojaschrot beigemischt wird.

Um zunächst über den Einfluß von verschiedenen mittleren Futtermengen auf die Verdaulichkeit ein Urteil zu gewinnen, wurden die beiden ersten Versuche mit einer Futterquantität von 1200 und 800 g durchgeführt, wobei sich erwarten ließ, daß ein normaler Ablauf der mechanischen, chemischen und biologischen Verdauungsprozesse in vollem Umfange gewährleistet war (Tab. 5 und 6).

Tabelle 4. *Analysen- und Durchschnittswerte von Heu a in % auf 100 g Trockensubstanz*

	Org. Substanz	Rohprotein	Rohfett	Rohfaser	N-freie Extraktstoffe
1. Versuch	89,45	12,35	2,61	29,60	44,89
2. Versuch . . .	89,70	12,53	2,69	28,55	45,95
Im Mittel:	89,58	12,44	2,65	29,07	45,42

Tabelle 5. *Versuch 1 mit 1200 g Heu*

Heutrockensubstanz: 86,91 %
Gewicht zu Beginn des Versuches Schaf A 71.9 kg; Schaf B 67,6 kg
Gewicht am Ende des Versuches „ A 68,7 kg? „ B 65,0 kg
Ergibt eine Abnahme von „ A 3,2 kg; „ B 2,6 kg

2-tägige Verdauungskoeffizienten von Schaf A u. B des 1. Versuches einschließlich Berechnung der Mittelwerte und der durchschn. Abweichungen **)

	Trock.-Subst.	Org. Subst.	Rohprotein		Rohfett		Rohfaser		N-freie Extraktstoffe	
	V. C.	V. C.	V. C.	Abw.*	V. C.	Abw.	V. C.	Abw.	V. C.	Abw.
Schaf A:										
1. u. 2. HVTag*	51.22	53,74	49,43	3.57	43,12	9,70	54,15	4,35	55,26	2,10
3. u. 4. „	47,97	50,43	46,37	6,63	50,50	2,32	51,24	7,26	51 01	6.35
5. u. 6. „	53.85	46,45	52,41	0,59	56,67	3,85	58,07	0,43	56,49	0,87
7. u. 8. „	62,36	64,28	60,44	7,44	59,78	6,96	66,92	8,42	63,83	6,47
9. u. 10. „	58.01	60,13	56,38	3,38	54,03	1,21	62,14	3,64	60,23	2,87
Im Mittel:	54,68	57,00	53 00		52,82		58,50		57,36	
∅ Abweichung:	4.40	6,16		4,32		4,81		4,82		3,73
Schaf B:										
1. u. 2. HVTag	54,72	57,10	52,89	0,09	54,55	0,84	58,83	0,72	57,29	0,30
3. u. 4. „	54,03	56,12	51,98	0,82	55,51	1,80	57,03	1,08	56.71	0,88
5. u. 6. „	53,13	55,78	51,22	1,58	53,04	0,67	57,45	0,66	56,11	1,48
7. u. 8. „	56,63	58,84	54,83	2,03	58,62	4,91	60,46	2,35	58,91	1,32
9. u. 10. „	54,55	57,06	53,09	0,29	46,83	6,88	56,78	1,33	58.92	1,33
Im Mittel:	54,61	56,98	52,80		53,71		58,11		57,59	
∅ Abweichung:	0,85	0.82		0,96		3,02		1,23		1,02

*) HVTag = Hauptversuchstag.
*) Abw. = Abweichung vom Mittelwert.
**) Die „g" Werte für die aufgenommenen, ausgeschiedenen und verdauten Nährstoffmengen siehe: LENNERTS, L.: Der Einfluß verschieden hoher Futtermengen und Eiweißzulagen auf die Verdaulichkeit der Nährstoffe nach Versuchen an Schafen. Dissertation Berlin 1954.

Die im 1. Versuch bei beiden Schafen durchgeführten 2-tägigen Gesamtanalysen zeigen, wie aus Tabelle 5 zu ersehen, ein deutliches Bild von dem verschiedenen verdauungsphysiologischen Verhalten der Tiere. Während mit Ausnahme des Rohfettes — das bei der geringen Menge immer größeren Versuchsfehlern und Schwankungen unterworfen ist — sich die Abweichungen vom Mittelwert bei Schaf A zwischen 0,43 bis 10,55 % bewegen, ergeben sich bei Schaf B solche von 0,06 bis 2,35%. Dementsprechend betragen die *durchschnittlichen Abweichungen* für die einzelnen Nährstoffe bei Schaf B rund 1%, während sie bei Schaf A zwischen 4,82 und 3,73% schwanken. Schaf B zeigt demnach eine verhältnismäßig gleiche, Schaf A dagegen eine größeren Schwankungen unterworfene Verdaulichkeit. Es darf daher als ein reiner Zufall betrachtet werden, wenn die Mittelwerte beider Tiere — ausgenommen das Rohfett — eine so auffallende Übereinstimmung zeigen. Dieser Tatsache wurde durch eine getrennte Behandlung und Beurteilung der einzelnen Versuchsergebnisse für beide Schafe in den folgenden Versuchsreihen Rechnung getragen. Besonders hervorzuheben ist außerdem eine Erscheinung, die gewisse Beziehungen in der Verdaulichkeit der Rohfaser, des Rohproteins und der N-freien Extraktstoffe erkennen läßt. Während die Rohfaser bei den einzelnen 2-tägigen Gesamtanalysen die größten Schwankungen aufweist, ergeben sich für das Rohprotein Abweichungen, die, wenn sie den Wert von 1% überschreiten, stets zwischen denen der Rohfaser und N-freien Extraktstoffen liegen, womit den N-freien Extraktstoffen die geringste Variabilität von diesen drei Nährstoffen zugesprochen werden konnte. Es muß hierzu jedoch bemerkt werden, daß die wahre Variabilität der N-freien Extraktstoffe infolge der indirekten Berechnung der Verdaulichkeitswerte hier nicht ermittelt werden kann und daher verdauungsphysiologische Rückschlüsse nur einen bedingten Wert haben.

Klar geht jedoch aus diesen Ergebnissen hervor, daß die *Verdaulichkeit des Rohproteins in einer direkten Beziehung zur Verdaulichkeit der Rohfaser* steht. Zeigt die Rohfaser hohe Werte wie beispielsweise bei Schaf A für den 7. u. 8. HVTag mit 66,92%, so ergab sich für das Rohprotein ein Wert von 60,44%, während bei einer Verdaulichkeit der Rohfaser von nur 51,24% beim 3. u. 4. HVTag von Schaf A die Verdaulichkeit des Rohproteins 46,37% beträgt, so daß gleichzeitig mit der Abnahme der Verdaulichkeit der Rohfaser in gleichem Verhältnis auch die Verdaulichkeit des Rohproteins kleiner wird, wobei die durchschnittlichen Differenzen von 5,31% bei Schaf A und 5,5% bei Schaf B eine gute Übereinstimmung zeigen.

Der Grund für diese Gesetzmäßigkeit dürfte auf der Tatsache beruhen, daß die Verdaulichkeit des Rohproteins beim Heu weitgehend von der Zerstörung der Zellgerüstsubstanzen abhängig ist, was bekanntlich in der Verdaulichkeit der Rohfaser zum Ausdruck kommt.

Tabelle 6. *Versuch 2 mit 800 g Heu*

Heutrockensubstanz: 89,83 %

Gewicht zu Beginn des Versuches ·	Schaf A	66,7 kg;	Schaf B	62,5 kg
Gewicht am Ende des Versuches	„ A	64,8 kg;	„ B	62,7 kg
Ergibt eine Ab- bzw. Zunahme von	„ A	—1,9 kg;	„ B	+0,2 kg

Verdaulichksitswerte:

	Trocken-substanz	Organ. Substanz	Roh-protein	Rohfett	Rohfaser	N-freie Extraktst.
Schaf A						
In den ersten 5 HVTg. in %	52 92	55,38	52,26	52,42	56,76	55,56
In den zweit. 5 HVTg. in %	51,50	54,48	52,82	54,93	56,29	53,73
Im Mittel in % :	52,21	54,93	52,54	53,68	56,51	54,65
Schaf B						
In den ersten 5 HVTg. in %	52,22	54,47	52,44	51,43	56,56	53,87
In den zweit. 5 HVTg. in %	58,68	61,05	58,17	57,46	64,82	60,10
Im Mittel in % :	55,45	57,76	55,36	54,45	60,68	57,38
Mittel v. Schaf A u. B in %	53,83	56,35	53,95	54,70	58,60	56,02

Die Differenzen zwischen der durchschnittlichen Verdaulichkeit des 1. Versuches (1200 g) und des 2. Versuches (800 g) (Tab. 6) betragen bei:

	Trocken-substanz	Organ. Substanz	Roh-protein	Rohfett	Rohfaser	N-freie Extraktst.
Schaf A . . .	+ 2,47	+ 2,07	+ 0,46	− 0,86	+ 1,99	+ 2,71
Schaf B	− 0.84	− 0,78	− 2,56	− 0,74	− 1,57	+ 0,21

Hieraus läßt sich klar erkennen, daß die Verdaulichkeit des Rohproteins bei Schaf A keine besondere Veränderlichkeit aufweist, während Schaf B bei 1200 g Heu eine um 2,56% geringere Verdauung gegenüber 800 g zu verzeichnen hat. Die Rohfaser ergibt bei Schaf A bei 1200 g Heu eine um 2% höhere, bei Schaf B dagegen eine 1,57% geringere Verdaulichkeit. Bezüglich der N-freien Extraktstoffe reagierte Schaf A bei 1200 g mit einer 2,71% besseren Ausnutzung, während Schaf B keine Reaktion aufweist. Vergleichen wir dagegen die Mittelwerte von Schaf A u. B von Versuch 1 u. 2, so verkleinern sich die einzelnen Differenzen wie folgt noch mehr.

	Rohprotein	Rohfett	Rohfaser	N-freie Extraktstoffe
Mittel von Schaf A u. B 1. Versuch	52,90	53,27	58,31	57,48
Mittel von Schaf A u. B 2. Versuch	53,95	54,70	58,60	56,02
Differenz ±	− 1,05	− 1,43	− 0,29	+ 1,46

Varianzanalyse.

Eine genauere Auskunft über das Verhalten der Differenzen und die Abgrenzungen der Zufallsabweichungen gibt uns die statistische Auswertung der Ergebnisse, wobei sämtliche auftretenden Schwankungen berücksichtigt werden, bevor eine Differenz als statistisch gesichert, d. h. auf die erhöhte Futtermenge zurückzuführen ist.

Bevor die Berechnungen wiedergegeben werden, soll eine Übersicht der verwendeten Symbole folgen:

x = Einzelwerte (Verdauungskoeffizienten)
Σx = Summe aller Einzelwerte einer Versuchsreihe
n = Gesamtzahl der Einzelwerte
S = Subtraktionsglied $\frac{(\Sigma x)^2}{n}$
SQ = Summe der Abweichungsquadrate
FG = Zahl der Freiheitsgrade
s^2 = Varianz (SQ/FG)
F = F-Wert s_1^2/s_2^2
sd = Fehler der Differenz $\sqrt{\frac{2\,s^2}{n}}$
B = Faktor der Schafe
D = „ „ Periodenlängen
b = Zahl der Schafe
h_1 = „ „ Verdauungskoeffizienten im Versuch 1
h_2 = „ „ „ „ „ 2
B_1 = Summe der Einzelwerte von Schaf A
B_2 = „ „ „ „ „ B
B_3 = „ „ „ „ „ A im 1. Versuch
B_4 = „ „ „ „ „ A „ 2. „
B_5 = „ „ „ „ „ B „ 1. „
B_6 = „ „ „ „ „ B „ 2. „
D_1 = „ „ „ des 1. Versuches
D_2 = „ „ „ „ 2. „
$B + C$ = Kombination zwischen Schafen und Periodenlängen
BC = Wechselwirkung zwischen Schafen und Periodenlängen.

Berechnung der SQ Werte für die org. Substanz des 1. u. 2. Versuches

1. Subtraktionsglied:

$$S = \frac{(795{,}4)^2}{14} = \underline{45190{,}08}$$

2. Gesamtmaterial:

$$SQ_g = \Sigma x^2 - S$$
$$SQ_g = 45344{,}58 - 45190{,}08 = \underline{154{,}50}$$

3. SQ Werte für die Schafe:

$$SQ_B = \frac{B_1^2 + B_2^2}{h_1 + h_2} - S$$
$$SQ_B = \frac{155946{,}01 + 160400{,}25}{5 + 2 = 7} - 45190{,}08 = \underline{2{,}24}$$

4. SQ Werte für die Periodenlängen:

$$SQ_D = \frac{D_1^2}{h_1 b} + \frac{D_2^2}{h_2 b} - S$$
$$SQ_D = \frac{324786{,}01}{5 \times 2 = 10} + \frac{50850{,}25}{2 \times 2 = 4} = 45191{,}16 - 45190{,}08 = \underline{1{,}08}$$

5. SQ Werte für die Kombination zwischen Schafen und Periodenlängen:

$$SQ_{B+D} = \frac{B_3^2 + B_4^2}{h_1} + \frac{B_5^2 + B_6^2}{h_2} - S$$

$$SQ_{B+D} = \frac{81225 + 81168{,}01}{5} + \frac{12078{,}01 + 13363{,}36}{2} =$$

$$= 45199{,}29 - 45190{,}08 = \underline{9{,}21}$$

6. SQ Werte für die Wechselwirkung Schafe-Periodenlängen:

$$SQ_{BD} = SQ_{B+D} - (SQ_B + SQ_D)$$

$$SQ_{BD} = 9{,}21 - (2{,}24 + 1{,}08 = \underline{5{,}89}$$

7. SQ Werte der Fehler:

$$SQ_F = SQ_g - SQ_{B+D}$$

$$SQ_F = 154{,}5 - 9{,}21 = \underline{145.29}$$

Tabelle 7. *Varianztabelle mit F Werten für die einzelnen Streuungsursachen*

Streuungsursachen	FG	Organ. Substanz			Rohprotein		
		SQ	s^2	F	SQ	s^2	F
Schafe (B)	1	2,24	2,24	0,15	1,45	1,45	0,10
Periodenlängen (D) .	1	1,08	1,08	0,07	3,00	3,00	0,20
Wechselwirkung BD	1	5,89	5,89	0,41	6,22	6,22	0,42
Kombination B + D	3	9,21	3,07	0,20	10,67	3,56	0,24
Fehler (F)	10	145,29	14,53	—	147,47	14,75	—
Gesamtmaterial . .	13	154,50	—	—	158,14	—	—

Tabelle 7 (Fortsetzung)

Streuungsursachen	FG	Rohfett			Rohfaser			N-freie Extraktst.			F. Tab.
		SQ	s^2	F	SQ	s^2	F	SQ	s^2	F	
Schafe (B)	1	2,57	2,57	0,10	3,02	3,02	0,15	2,40	2,40	0,20	161,50
Periodenlängen (D) .	1	1,79	1,79	0,07	0,24	0,24	0,01	7,73	7,73	0,63	161,50
Wechselwirkung BD	1	—	—	—	14,98	14,98	0,75	3,25	3,25	0,27	161,50
Kombination B + D	3	4,36	1,45	0,06	18,24	6.08	0,31	13,38	4,46	0,36	3,71
Fehler (F)	10	262.92	26,29	—	198,67	19,87	—	122,52	12,25	—	—
Gesamtmaterial . .	13	267,28	—	—	216,91	—	—	135,90	—	—	—

Die Prüfung der einzelnen Streuungsursachen mittels *F Test* ergab, wie aus Tabelle 7 zu ersehen, bei allen Nährstoffen *nicht* den für *eine statistisch gesicherte Differenz* erforderlichen Grenzwert von 161,5 bzw 3,71.

Für die Prüfung der bei den einzelnen Schafen zwischen dem 1. u. 2. Versuch auftretenden Differenzen mittels *t Test* werden die erforderlichen *Differenzfehler (sd)* benötigt.

sd für die org. Substanz.

$$sd = \sqrt{\frac{2 \times 14{,}53}{n_0}} = \sqrt{\frac{29{,}06}{3{,}29}} = \sqrt{8{,}83} = \underline{2{,}97}.$$

$$n_0 = \frac{1}{k-1}\left(n - \frac{Sn^2}{n}\right) = \frac{1}{3}\left(14 - \frac{5^2 + 5^2 + 2^2 + 2^2}{14}\right) =$$

$$= \frac{1}{3}(14 - 4{,}14) = \frac{9{,}86}{3} = \underline{3{,}29}.$$

In der folgenden Tabelle 8 sind die Differenzen, die Differenzfehler sowie die sich hieraus ergebenden Werte von t u. P von Schaf A u. B zusammengefaßt.

Tabelle 8. *Werte von t u. P für die bei Schaf A u. B zwischen Versuch 1 u. 2 erhaltenen Differenzen*

Nährstoff	sd	Schaf A			Schaf B		
		Differenz ±	t	P %	Differenz ±	t	P %
Organ. Substanz . .	2,97	+ 2,07	0,70	49,9	− 0,78	0,26	79,3
Rohprotein	2,99	+ 0,46	0,15	88,0	− 2,56	0,86	40,7
Rohfett	4,00	− 0,86	0,22	82,5	− 0,74	0,19	84,2
Rohfaser	3,48	+ 1,99	0,57	58,0	− 1,57	0,45	66,3
N-freie Extraktstoffe	2,73	+ 2,71	0,99	34,1	+ 0,21	0,08	93,5

Da der für eine gesicherte Differenz höchst zulässige P Wert von 5% bei allen Vergleichen, wie aus Tabelle 8 hervorgeht, weit überschritten ist, ergibt sich die Schlußfolgerung, daß die Futterquantität von 800 bzw. 1200 g Heu auf die Verdaulichkeit der Nährstoffe statistisch keinen Einfluß ausübte und die auftretenden Differenzen als im Rahmen der physiologischen Schwankungen liegend zu betrachten sind.

b) Mit Heu b

Versuch 3. 800 g Heu *Versuch 4. 1200 g Heu.*

Die in dieser Versuchsreihe angestellten Versuche 3 u. 4 dienten außer einer Überprüfung der Ergebnisse von Versuch 1 u. 2 der Untersuchung eines eventuellen *Einflusses der Futterqualität* auf die Verdaulichkeit der Nährstoffe bei verschiedenen Futtermengen. Zu diesem Zweck fand das qualitätsmäßig minderwertigere Heu b Verwendung.

Wie aus Tabelle 9 zu ersehen, ergeben die durchschnittlichen Werte der 5 Gesamtanalysen von Heu b in den Versuchen 3, 5, 7, 12 u. 14 für das Rohprotein einen 2,82% geringeren, für die Rohfaser dagegen einen 2,72% höheren Wert als die Mittelwerte von Heu a (Tabelle 1), worauf auch die geringere Verdaulichkeit des Rohproteins in den Versuchen 3—7 sowie 12—14 zurückzuführen ist. Gleichfalls wurden in diesen Versuchen (Tabelle 10 u. 11) bei der Berechnung der verabfolgten Nährstoffmengen für 100 g Trockensubstanz die hier ermittelten Durchschnittswerte zu Grunde gelegt.

Tabelle 9. *Analysen und Durchschnittswerte von Heu b in % auf 100 g Trockensubstanz*

	Org. Substanz	Rohprotein	Rohfett	Rohfaser	N-freie Extraktstoffe
3. Versuch	92,73	9,78	2,01	32,75	48,19
5. „	92,66	9,61	1,86	32,39	48,80
7. „	92,37	9,61	2,35	31,85	48,57
12. „	92,39	9,68	2,24	30,85	49.62
14. „	91.96	9,41	2,25	31,14	49,16
Im Mittel:	92,42	9,62	2,14	31,79	48,87

Tabelle 10. *Versuch 3 mit 800 g Heu*

Heutrockensubstanz: 90,07 %
Gewicht zu Beginn des Versuches Schaf A 72,2 kg Schaf B 66,60 kg
Gewicht am Ende des Versuches „ A 69,7 kg „ B 65,55 kg
Ergibt eine Abnahme von „ A 2,5 kg „ B 1,05 kg

Verdaulichkeitswerte:

	Trocken-substanz	Organ. Substanz	Roh-protein	Rohfett	Rohfaser	N-freie Extraktst.
Schaf A						
In den ersten 5 HVTg. in %	51,55	53,26	46,00	49,18	58,10	51,72
In den zweit. 5 HVTg. in %	50,91	52,64	46,51	48,07	57,56	50,84
Im Mittel in %	51,23	52,95	46,26	48,63	57,88	51,28
Schaf B						
In den ersten 5 HVTg. in %	49,84	52,10	40,36	55,90	56,91	51,12
In den zweit. 5 HVTg, in %	52,68	54,61	44,56	54,32	59,26	53,58
Im Mittel in %	51,26	53,36	42,46	55,11	58,85	52,35
Mittel v. Schaf A u. B in %	51,25	53,16	44,36	51,87	58,37	51,82

Tabelle 11. *Versuch 4 mit 1200 g Heu*

Heutrockensubstanz. 89,98 %
Gewicht zu Beginn des Versuches Schaf A 73,8 kg Schaf B 66,9 kg
Gewicht am Ende des Versuches „ A 73,1 kg „ B 67,2 kg
Ergibt eine Ab- bzw. Zunahme von „ A − 0,7 kg „ B + 0,3 kg

Verdaulichkeitswerte:

	Trocken-substanz	Organ. Substanz	Roh-protein	Rohfett	Rohfaser	N-freie Extraktst.
Schaf A						
In den ersten 5 HVTg. in %	50,92	52,39	45,00	64,61	54,49	51,96
In den zweit. 5 HVTg. in %	53,01	54,64	44,41	65,82	58,99	53,70
Im Mittel in %	51,97	53,52	44,71	65,22	56,74	52,83
Schaf B						
In den ersten 5 HVTg. in %	50,29	52,23	44,82	62.34	55,36	51,22
In den zweit. 5 HVTg. in %	52,50	54,60	45,05	63.26	58 26	53,73
Im Mittel in %	51,40	53,42	44,94	62,80	56,89	52,48
Mittel v. Schaf A u. B in %	51,69	53,47	44,83	64,01	56,78	52,66

Die Differenzen zwischen der durchschnittlichen Verdaulichkeit des 3. Versuches (800 g Heu) und des 4. Versuches (1200 g Heu) betragen bei:

	Trocken-substanz	Organ. Substanz	Rohprotein	Rohfett	Rohfaser	N-freie Extraktstoffe
Schaf A	− 0,74	− 0,57	+ 1,55	− 16,59	+ 1,14	− 1,55
„ B	− 0,14	− 0,06	− 2,48	− 7,69	+ 2,04	− 0,31

Auch die hier auftretenden Unterschiede von 1,55 % und 2,48 % beim Rohprotein sowie 1,14% und 2,04% bei der Rohfaser und 0,31 bzw. 1,55% bei den N-freien Extraktstoffen lassen im Vergleich zur I. Versuchsreihe keinen Einfluß der verschieden hohen Gaben von 800 und 1200 g eines minderwertigeren Heufutters auf die Verdaulichkeit dieser Nährstoffe erkennen, was auch durch die folgende statistische Prüfung mittels F und t Test bestätigt wird.

Varianzanalyse.

Außer den bereits auf Seite 91 angegebenen Erläuterungen sind hier sowie in den folgenden Versuchsreihen in Anbetracht der gleichmäßigen Unterteilung der Versuche in zwei 5-tägige Gesamtanalysen noch folgende Symbole zu beachten:

A = Faktor der Quantitäten (verschiedene Futtermengen)
C = „ „ Zeitperioden (5 tägige Verdauungskoeffizienten)
a = Zahl der verschiedenen Quantitäten
c = „ „ Zeitperioden
A_1 = Sa. der Einzelwerte des ersten Versuches der Versuchsreihe
A_2 = „ „ „ „ zweiten „ „ „
C_1 = Sa. der Verdauungskoeffizienten der ersten 5 Hauptversuchstage
C_2 = „ „ „ „ zweiten 5 „
AB = Wechselwirkung zwischen Quantitäten und Schafen
AC = „ „ Quantitäten und Zeitperioden
BC = „ „ Schafen und Zeitperioden
ABC = „ „ Quantitäten, Schafen und Zeitperioden
x_1 = Sa. der beiden 5 tägigen Verdauungskoeffizienten eines Schafes und eines Versuches
x_2 = Sa. der ersten bzw. zweiten 5 tägigen Verdauungskoeffizienten beider Schafe je Versuch
x_3 = Sa. der von einem Schaf in den Versuchen mit verschiedener Quantität berechneten ersten bzw. zweiten 5 tägigen Verdauungskoeffizienten.

Berechnung der SQ Werte für die org. Substanz des 3. u. 4. Versuchs

1. Subtraktionsglied:

$$S = \frac{(426{,}4)^2}{8} = \underline{22727{,}12}.$$

2. Gesamtmaterial:

$$SQ_g = \Sigma x^2 - S$$
$$SQ_g = 22736{,}14 - 22727{,}12 = \underline{9{,}02}.$$

3. SQ Werte für die Quantitäten:

$$SQ_A = \frac{A_1^2 + A_2^2}{b \times c} - S$$

$$SQ_A = \frac{45198{,}76 + 45710{,}44}{2 \times 2 = 4} = 22727{,}30 - 22727{,}12 = \underline{0{,}18}$$

4. SQ Werte für die Schafe:

$$SQ_B = \frac{B_1^2 + B_2^2}{a \times c} - S$$

$$SQ_B = \frac{45326{,}41 + 45582{,}25}{2 \times 2 = 4} = 22727{,}17 - 22727{,}12 = \underline{0{,}05}$$

5. SQ Werte für die Zeitperioden:

$$SQ_C = \frac{C_1^2 + C_2^2}{a \times b} - S$$

$$SQ_C = \frac{44100,00 + 46828,96}{2 \times 2 = 4} = 22723,24 - 22727,12 = \underline{5,12}$$

6. SQ Werte für die Wechselwirkung Quantitäten — Schafe:

$$SQ_{AB} = \frac{\Sigma x_1^2}{c} - S - (SQ_A + SQ_B)$$

$$SQ_{AB} = \frac{45454,94}{2} = 22727,47 - 22727,12 - (0,05 + 0,18) = \underline{0,12}$$

7. SQ Werte für die Wechselwirkung Quantitäten — Zeitperioden:

$$SQ_{AC} = \frac{\Sigma x_2^2}{b} - S - (SQ_A + SQ_C)$$

$$SQ_{AC} = \frac{45466,80}{2} = 22733,40 - 22727,12 - (0,18 + 5,12) = \underline{0,98}$$

8. SQ Werte für die Wechselwirkung Schafe — Zeitperioden:

$$SQ_{BC} = \frac{\Sigma x_3^2}{a} - S - (SQ_B + SQ_C)$$

$$SQ_{BC} = \frac{45467,46}{2} = 22733,73 - 22727,12 - (0,05 + 5,12) = \underline{1,44}$$

9. SQ Werte für die Wechselwirkung Quantitäten—Schafe—Zeitperioden:

$SQ_{ABC} = SQ_g$ — (Sa. aller übrigen SQ-Werte).

$SQ_{ABC} = 9,02 - 7,89 = \underline{1,13}$

Getestet wird hier mit der Streuung, die übrig bleibt, nachdem alle definierbaren Streuungen ausgeschaltet wurden. In diesem Falle, da keine Wiederholungen vorliegen, sind alle Streuungsursachen definierbar (Haupt- und Wechselwirkungen). Das sinnvollste Maß der Variabilität der „Versuchsfehler ist hier die dreifache Wechselwirkung ABC.

Tabelle 12. *Varianztabelle mit F Werten für die einzelnen Streuungsursachen*

Streuungsursachen	FG	Organ. Substanz			Rohprotein			Rohfett		
		SQ	s^2	F	SQ	s^2	F	SQ	s^2	F
Quantitäten (A)	1	0,18	0,18	0,16	0,41	0,41	0,41	294,131	294,031	294 031
Schafe (B) . .	1	0,05	0,05	0 04	6,13	6,13	6,19	8,201	8,201	8 201
Zeitperioden (C)	1	5,12	5,12	4,53	2,42	2,42	2,44	0,031	0,031	31
WW AB . . .	1	0,12	0,12	0,11	7,99	7,99	8,07	39,165	39,165	39 165
WW AC . . .	1	0,98	0,98	0,87·	3,12	3,12	3,15	3,004	3,004	3 004
WW BC . . .	1	1,44	1,44	1,27	2,64	2,64	2,67	0,066	0,066	66
WW ABC . .	1	1,13	1,13	—	0,99	0,99	-	0,001	0,001	—
Gesamtmaterial	7	9,02	—	—	23,70	—	—	344,498	—	—

Tabelle 12 (Fortsetzung)

Streuungsursachen	FG	Rohfaser SQ	Rohfaser s^2	Rohfaser F	N-freie Extraktstoffe SQ	N-freie Extraktstoffe s^2	N-freie Extraktstoffe F	F Tab.
Quantitäten (A)	1	2,76	2,76	1,10	1,44	1,44	1,71	18,50
Schafe (B) . .	1	0,06	0,06	0,02	0,24	0,24	0,29	18,50
Zeitperioden (C)	1	10.81	·10,81	4,31	4,20	4,20	5,00	'18,50
WW AB . . .	1	0,02	0,02	0,01	1,13	1,13	1,35	18,50
WW AC . . .	1	3,79	3,79	1,51	0,85	0,35	1,01	18,50
WW BC . . .	1	0,22	0,22	0,09	2,21	2,21	2,63	18,50
WW ABC . .	1	2,51	2,51	—	0,84	0,84	—	—
Gesamtmaterial	7	20,17	—	—	10,91	—	—	—

Laut *F Test* ergeben sich, wie aus Tabelle 12 einwandfrei hervorgeht, nur beim Rohfett und zwar für alle Streuungsursachen statistisch gesicherte Unterschiede.

Das gleiche Resultat zeigt auch die Prüfung der zwischen Versuch 3 u. 4 für beide Schafe errechneten Differenzen mittels *t Test* (Tabelle 13). Während nur das Rohfett den für eine statistisch gesicherte Differenz erforderlichen P Wert von weniger als 5% aufweist, müssen alle beim Rohprotein, bei der Rohfaser und den N-freien Extraktstoffen auftretenden Unterschiede statistisch als innerhalb der Fehlergrenzen liegend betrachtet werden.

Tabelle 13. *Werte von t u. P für die bei Schaf A u. B zwischen Versuch 3 u. 4 erhaltenen Differenzen*

Nährstoff	sd	Schaf A Differenz ±	Schaf A t	Schaf A P %	Schaf B Differenz ±	Schaf B t	Schaf B P %
Organ. Substanz . . .	1,06	− 0,57	0,54	66,7	− 0,06	0,06	93,0
Rohprotein	1,00	+ 1,55	1,55	25,0	− 2,48	2,48	13,0
Rohfett	0,033	− 16,59	502,73	0,01	− 7,69	2,33	0,01
Rohfaser	1,58	+ 1,14	0,72	55,7	+ 2,04	1,29	32,2
N-freie Extraktstoffe . .	0,92	− 1,55	1,695	23,1	− 0,31	0,34	79,3

Die Berechnung des Differenzfehlers erfolgte hier und bei den weiteren Versuchsreihen infolge der gleichmäßigen Unterteilung aller Versuche in zwei 5 tägige Gesamtanalysen nach der Formel

$$sd = \sqrt{s^2} \text{ von } ABC = \sqrt{1{,}13} = 1{,}06 \text{ (Beispiel f. org. Substanz).}$$

Als allgemeines Ergebnis dieser Versuchsreihe kann daher gesagt werden, daß auch bei Verwendung von Heu b die verschiedenen Futtermengen von 800 und 1200 g *keinen Einfluß* auf die *Verdaulichkeit* des *Rohproteins*, der *Rohfaser* und der *N-freien Extraktstoffe ausübten*. Lediglich das *Rohfett* zeigte bei der Futtermenge von 1200 g *eine deutlich bessere Verdaulichkeit*. Es ist jedoch hier anzunehmen, daß weniger die veränderte Futterqualität, als vielmehr verdauungsphysiologische Veränderungen in der Fettverdauung bzw. analytische Fehlerquellen, die gerade beim Fett infolge der geringen Menge besonders groß sind, die Hauptursache dieser Erscheinung bilden.

Damit lassen diese Versuche gleichzeitig erkennen, daß auch die *Qualität des Futters* als mitbeeinflussender Faktor der Verdaulichkeit bei verschiedenen Futtermengen *keinen signifikanten Einfluß* hatte.

Um jedoch ein kritisches Vergleichsmaterial zu den Versuchen von WOLFF zu erhalten, wären neue Versuche, die vor allem mit einem guten Luzerneheu angestellt werden müßten, erforderlich.

2. *Versuche mit gleicher Futtermenge und gleicher Futterqualität.*

Infolge des negativen Resultates, das sich in den beiden ersten Versuchsreihen in bezug auf den Einfluß verschiedener Futtermengen auf die Verdaulichkeit von Rohprotein, Rohfaser und N-freien Extraktstoffen herausstellte, wurde zur Stützung dieser und weiterer Ergebnisse die annähernde Ermittlung der Versuchsschwankungen bei gleicher Futtermenge und Futterqualität notwendig Aus diesem Grunde sind in dieser Versuchsreihe 3 Versuche (5, 6 u. 7) mit einer Futtermenge von 1000 g Heu (b) zusammengefaßt und auf ihre Homogenität geprüft worden (Tab. 14, 15, 16).

Tabelle 14. *Versuch 5 mit 1000 g Heu*

Heutrockensubstanz: 87,37 %

Gewicht bei Beginn des Versuches	Schaf A	64,5 kg	Schaf B	60,0 kg
Gewicht am Ende des Versuches	„ A	66,0 kg	„ B	61,1 kg
Ergibt eine Zunahme von	„ A	1,5 kg	„ B	1,1 kg

Verdaulichkeitswerte:

	Trocken-substanz	Organ. Substanz	Roh-protein	Rohfett	Rohfaser	N-freie Extraktst.
Schaf A						
In den ersten 5 HVTg. in %	47,98	50,20	41,64	42,93	54,37	49,87
In den zweit. 5 HVTg. in %	55,45	57,27	51,52	43,43	60,90	56,65
Im Mittel in %	51,72	53,74	46,43	43,18	57,64	53,30
Schaf B (K)*						
In den ersten 5 HVTg. in %	41,09	44,34	40,29	36,75	48,96	42,47
In den zweit. 5 HVTg. in %	35,33	38,74	40,17	—	47,75	34,29
Im Mittel in %	38,21	41,54	40,23	18,38	48,36	38,38

*) Schaf B erkrankte während des Versuches an einer geringen Verdauungsstörung, die sich vorwiegend in der Verdaulichkeit des Rohfettes und der N-freien Extraktstoffe auswirke, während die Rohfaser weniger starke und das Rohprotein die geringsten Abweichungen zeigte. Auf Grund dieser Feststellung dürfte die Vermutung auf pathologische Veränderungen der Gallen- oder Pankreassekretion, die eine Störung der Fett- und Kohlehydratverdauung zur Folge hatte, naheliegen.

Tabelle 15. *Versuch 6 mit 1000 g Heu*

Heutrockensubstanz: 88,36 %

Gewicht zu Beginn des Versuches	Schaf A	75,9 kg	Schaf B	68,5 kg
Gewicht am Ende des Versuches	„ A	72,9 kg	„ B	66,0 kg
Ergibt eine Abnahme von	„ A	3,0 kg	„ B	2,5 kg

Verdaulichkeitswerte:

	Trocken-substanz	Organ. Substanz	Roh-protein	Rohfett	Rohfaser	N-freie Extraktst.
Schaf A						
In den ersten 5 HVTg. in %	53,05	55,31	42,61	51,27	62,46	53,33
In den zweit. 5 HVTg. in %	50,88	53,10	40,41	46,50	60,18	51,29
Im Mittel in %	51,97	54,21	41,51	48,89	61,32	52,31
Schaf B						
In den ersten 5 HVTg. in %	51,60	54,15	38,82	50,90	59,47	53,86
In den zweit. 5 HVTg. in %	53,84	56,37	42,18	51,75	61,68	55,92
Im Mittel in %	52,72	55,26	40,50	51,33	60,58	54,89
Mittel v Schaf A u. B in %	52,35	54,77	41,01	50,11	60,95	53,60

Tabelle 16. *Versuch 7 mit 1000 g Heu*

Heutrockensubstanz: 90,40 %		
Gewicht zu Beginn des Versuches	Schaf A 75,1 kg	Schaf B 68,6 kg
Gewicht am Ende des Versuches	„ A 73,3 kg	„ B 65,5 kg
Ergibt eine Abnahme von	„ A 1,8 kg	„ B 3,1 kg

Verdaulichkeitswerte:

	Trocken-substanz	Organ. Substanz	Roh-protein	Rohfett	Rohfaser	N-freie Extraktst.
Schaf A						
In den ersten 5 HVTg. in %	50,00	52,41	41,55	55,26	56,56	51,73
In den zweit. 5 HVTg. in %	51,64	54,04	43,91	53,56	57.50	53,81
Im Mittel in %	50 83	53,24	42,72	54,41	57,03	52,77
Schaf B						
In den ersten 5 HVTg. in %	49,60	49,99	37,52	56,13	54,43	49,29
In den zweit. 5 HVTg. in %	48,94	51,18	41,91	46,20	56,74	49,62
Im Mittel in %	49,27	50,59	39,72	51,17	55,59	49,46
Mittel v. Schaf A u. B in %	50,05	52,92	41.22	52,79	56,31	51,22

Tabelle 17. *Verdauungskoeffizienten der Versuche 5, 6 u. 7 und ihre Schwankungen*

	Organ. Substanz	Roh-protein	Rohfett	Rohfaser	N-freie Extraktst.
Schaf A Versuch 5 (1000 g Heu) . .	53,74	46,43	43,18	57,64	53,30
„ A „ 6 „ „ „ . .	54,21	41.51	48,89	61,32	52,31
„ A „ 7 „ „ „ . .	53,24	42,72	54,41	57,03	52,77
Schwankung bis	0,97	4,92	11,23	4,29	0,99
Schaf B Versuch 5 (1000 g Heu) . .	41,54	40,23	18,38	48,36	38,38
„ B „ 6 „ „ „ . .	55,26	40,50	51,33	60,58	54,89
„ B „ 7 „ „ „ . .	50,59	39,72	51,17	55,59	49,46
Differenz zwischen Versuch 6 u. 7 . .	4,67	0,78	0,16	4,99	5,43
Mittelwert von Versuch 6	54,77	41,01	50,11	60,95	53,60
„ „ „ 7	52,92	41,24	52,79	56,31	51,22
Differenz ±	+ 1,85	− 0,23	− 2,68	+ 4,64	+ 2,38

Da in dieser Versuchsreihe sowohl die Quantitäten als auch die Schafe und Zeitperioden gleich sind, interessieren für eine Prüfung mittels F Test nur die Vergleichswerte der s^2 der Wechselwirkungen bei den einzelnen Nährstoffen.

Tabelle 18. *Varianztabelle mit F Werten für die Vergleiche zwischen Versuch 5, 6 u. 7*

Streuungsursache	Versuch	FG	Organ. Substanz			F Tab.
			SQ	s^2	F Wert*	
Wechselwirkung (BC)	5	2	40,31	20,16	8,88	161
„ „	6	2	4,84	2,42	1007,75	161
„ „	7	2	0,04	0,02	121,00	161
				Rohprotein		
Wechselwirkung (BC)	5	2	23,51	11,76	3,00	161
„ „	6	2	7,84	3,92	21,38	161
„ „	7	2	1,09	0,55	7,13	161
				Rohfett		
Wechselwirkung (BC)	5	2	343,81	171,92	42,34	161
„ „	6	2	8,11	4,06	20,42	161
„ „	7	2	16,81	8,42	0,48	161
				Rohfaser		
Wechselwirkung (BC)	5	2	14,81	7,42	2,93	161
„ „	6	2	5,05	2,53	26,50	161
„ „	7	2	0,55	0,28	9,03	161
				N-freie Extraktstoffe		
Wechselwirkung (BC)	5	2	56,25	28,13	14,07	161
„ „	6	2	4,00	2,00	68,61	161
„ „	7	2	0,81	0,41	4,88	161

* Die F Werte errechnen sich wie folgt:

1. Vergleich $F = s_5^2$ zu s_6^2

2. „ $F = s_5^2$ zu s_7^2

3. „ $F = s_6^2$ zu s_7^2

Bei der Beurteilung der zwischen den Verdauungskoeffizienten der Versuche 5, 6 u. 7 auftretenden Variabilität (Tabelle 14—18) ergeben sich bei Schaf A Schwankungen von 4,92% beim Rohprotein, 4,29% bei der Rohfaser, 0,99% bei den N-freien Extraktstoffen und 11,23% beim Rohfett, während die Differenzen zwischen Versuch 6 u. 7 bei Schaf B Werte von 0,78% beim Rohprotein, 4,99% bei der Rohfaser, 5,43% bei den N-freien Extraktstoffen und 0,16% beim Rohfett aufweisen. Ein Vergleich der Mittelwerte von Versuch 6 u. 7 ergibt dagegen Unterschiede von 0,23% beim Rohprotein, 4,64% bei der Rohfaser, 2,38% bei den N-freien Extraktstoffen und 2,68% beim Rohfett. Die allgemeine, individuelle durchschnittliche Schwankung liegt hiernach mit Ausnahme des Rohfettes, zwischen 4 u. 5%. Wenn auch vermutlich die durchschnittlichen Abweichungen kleinere Werte aufweisen, so lassen sie sich jedoch hier infolge des geringen Versuchsmaterials nicht einwandfrei ermitteln. Das einzige Testmaß für die Beurteilung solcher Versuchsergebnisse bleibt daher die allgemeine Schwankungsgröße. Berücksichtigen wir dagegen die 5-tägigen Verdaulichkeitswerte für die Ermittlung der Variabilität, so ergeben sich laut Tabelle 18 bei der dann möglichen statistischen Prüfung Fehlerwerte (F), die vor allem beim Vergleich der s^2 Werte von Versuch 6 u. 7 im Verhältnis zum Grenzwert von 161 so gering sind, daß alle bei diesen Versuchen auftretenden Schwankungen statistisch sich im Rahmen der Zufallsabweichungen bewegen. Nur bei Berücksichtigung des 5. Versuches, wo sich bei Schaf B infolge Verdauungsstörungen größere Unterschiede bemerkbar machten, treten einmal die hohen s^2 Werte und zum anderen auch die sich beim Vergleich derselben mit den s^2 Werten von Versuch 6 u. 7 ergebenden Fehlerwerte besonders hervor, die beispielsweise bei der organischen Substanz mit 1007,75 den Grenzwert von 161 weit überschreiten. Das besagt, daß die Differenzen zwischen den Verdauungskoeffizienten von Versuch 5 u. 7 nicht im Rahmen der Zufallsgrenzen liegen und damit nur die Versuche 6 u. 7 als homogen zu betrachten sind.

Hieraus ergibt sich für die Versuche 6 u. 7 die Schlußfolgerung, daß *Unterschiede* zwischen den einzelnen Versuchen, die *bei Rohprotein, Rohfaser und N-freien Extraktstoffen Werte bis zu 5 %, beim Rohfett bis 11 % aufweisen*, noch *im Bereich der Zufallsschwankungen liegen.*

Damit bestätigen diese Beobachtungen einwandfrei die bezüglich der Ergebnisse der ersten beiden Versuchsreihen gemachten Feststellungen.

Eine geringere Bedeutung dürfte den sich in diesen Versuchen zeigenden *Gewichtsschwankungen* geschenkt werden. Trotz der gleichen Futtermenge und Futterqualität weisen im 5. Versuch Schaf A eine Zunahme von 1,5 kg, Schaf B von 1,1 kg auf, wogegen im 6. u. 7. Versuch Gewichtsverluste bis zu 3 kg zu verzeichnen sind. Als Ursache dieser Schwankungen kommen Faktoren wie: unterschiedliche Wasseraufnahme vor Beginn und am Ende des Versuches, Unregelmäßigkeit in der Kot- nd Harnausscheidung sowie längere Erholungspausen, nach denen die Tiere durch die erneute Gewöhnung an die Stoffwechselkäfige und das einseitige Heufutter meist trotz ausreichender Nährstoffversorgung einen Gewichtsverlust erleiden, in Frage.

3. Versuche mit extrem kleinen und großen Futtermengen (Heu c).

Um nähere Aufschlüsse über die Verdaulichkeit bei besonders großen und geringen Futtermengen zu erhalten, gelangten in dieser Versuchsreihe Heugaben (Heu c Tabelle 19) von 600 g (Tabelle 20) und 1400 g (Tabelle 23) zur Verfütterung. Während 600 g Heu eine vollkommene Hungerration darstellt und die Tiere diese Futtermenge je nach ihrem Ernährungszustand nicht länger als 20 bis 25 Tage ohne Schädigung ihrer Vitalität auszuhalten vermögen, nehmen die Tiere die Heuquantität von 1400 g nur dann während eines Versuches von 18 Tagen vollständig auf, wenn sie vorher durch eine entsprechende Hungerkur vorbereitet oder dem Heufutter Sojaschrot beigemischt wurde. Damit dürfte mit diesen beiden Futtermengen auch die wirkliche untere bzw. obere Grenze des nährstoffmäßig zulässigen und des mengenmäßig Höchstmöglichen erreicht sein. Zur Kontrolle der normalen Verdaulichkeit wurde außerdem ein Versuch mit 1000 g Heu (Tabelle 22) angestellt. Ein wiederholter Versuch mit 600 g Heu (Tabelle 21) konnte nur mit Schaf A zu Ende geführt werden, da Schaf B wegen Erkrankung vorzeitig ausgeschieden war. Erstmalig ist in diesen Versuchen infolge der durch die geringe Futterration von 600 g hervorgerufenen stärkeren Abmagerung und Herabsetzung der Vitalität der Tiere Bryonon — ein Vitamin A B C enthaltendes Konzentrat, NaCl und teilweise Lebertran — zusätzlich verabfolgt worden. Es sollte damit vor allem die notwendige Vitaminversorgung sichergestellt werden.

Ein direkter Einfluß auf die Verdaulichkeit war hierdurch nicht zu erwarten, da nach den Untersuchungen von WEISKE [47] und WOLFF [49] NaCl in Mengen bis 8 g je Tier und Tag sowie Ölzulagen in dieser geringen Menge nach AXELSSON [3] und WOLFF [51] weder eine positive noch negative Wirkung hervorrufen.

Tabelle 19. *Analysen und Durchschnittswerte von Heu c in % auf 100 g Trockensubstanz.*

	Organ. Substanz	Rohprotein	Rohfett	Rohfaser	N-freie Extraktst.
Versuch 8	87,29	12,86	2,94	31,16	40,35
„ 10	89.57	12,59	2,64	32,64	41,70
„ 11	89.73	12,32	2,37	30,31	44.71
„ 15	89,88	11,76	2.24	31.25	44,62
„ 16	88,78	12,28	2,24	29,74	44,52
„ 17	88,75	12,10	2,00	28,64	46,01
∅	89,00	12,32	2,41	30,62	43,65

Tabelle 20. *Versuch 8 mit 600 g Heu.*

Heutrockensubstanz: 89,13 %

Gewicht zu Beginn des Versuches	Schaf A	70,1 kg	Schaf B	62,0 kg
Gewicht am Ende des Versuches	„ A	67,7 kg	„ B	60,0 kg
Ergibt eine Abnahme von	„ A	2,4 kg	„ B	2,0 kg

Verdaulichkeitswerte:

	Trocken-substanz	Organ. Substanz	Roh-protein	Rohfett	Rohfaser	N-freie Extraktst.
Schaf A						
In den ersten 5 HVTg. in %	46,09	49,64	47,89	65,10	56,76	44,11
In den zweit. 5 HVTg. in %	53,17	55,74	54,04	58,53	62.52	51.29
Im Mittel in %	49,62	52,69	50,97	61,82	59,64	47,71
Schaf B						
In den ersten 5 HVTg. in %	52,46	56,26	51,55	68,55	62,53	52,38
In den zweit. 5 HVTg. in %	52,82	56,12	53,07	59,21	64,75	50,73
Im Mittel in %	52,64	56,19	52,31	63,88	63,64	51,56
Mittel v. Schaf A u. B in %	51,14	54,44	51,64	62,85	61,64	49,64

Tabelle 21. *Versuch 9 mit 600 g Heu + 4 g NcCl (nur mit Schaf A).*

Heutrockensubstanz: 91,62 %

Gewicht zu Beginn des Versuches	Schaf A	72,2 kg
Gewicht am Ende des Versuches	„ A	68,1 kg
Ergibt eine Abnahme von	„ A	4,1 kg

Schaf B erkrankte während des Hauptversuches und mußte daher ausscheiden.

	Trocken-substanz	Organ. Substanz	Roh-protein	Rohfett	Rohfaser	N-freie Extraktst.
In den ersten 5 HVTg. in %	50,14	53,53	50,99	57,72	60,81	48,91
In den zweit. 5 HVTg. in %	52,17	55,72	53,61	60,66	64,45	49,91
Im Mittel in %	51,16	54.63	52.30	59,19	62,63	49,41

Tabelle 22. *Versuch 10 mit 1000 g Heu c + 3,7 g NaCl + 2 g Lebertran und 1 Teel. Bryonon.*

Heutrockensubstanz: 89,08 %

Gewicht zu Beginn des Versuches	Schaf A	75,7 kg	Schaf B	66,9 kg
Gewicht am Ende des Versuches	„ A	76,0 kg	„ B	68,0 kg
Ergibt eine Zunahme von	„ A	0,3 kg	„ B	1,1 kg

Verdaulichkeitswerte:

	Trocken-substanz	Organ. Substanz	Roh-protein	Rohfett	Rohfaser	N-freie Extraktst.
Schaf A						
In den ersten 5 HVTg. in %	54,73	57,35	54,47	56,66	64,19	53,41
In den zweit. 5 HVTg. in %	50,16	53,59	49,59	58,37	61,01	49,19
Im Mittel in %	52,45	55,47	52,03	57,52	62,63	51,30
Schaf B						
In den ersten 5 HVTg. in %	50,07	53,48	48,64	57,91	61,30	49,40
In den zweit. 5 HVTg. in %	53,19	56,08	51,77	55,54	63,41	52,19
Im Mittel in %	51,63	54,78	50,22	56,73	62,36	50,80
Mittel v. Schaf A u. B in %	52,04	55,13	51,13	57,13	62,45	51,05

Tabelle 23. *Versuch 11 mit 1400 g Heu c + 4 g NaCl.*

Heutrockensubstanz: 90,81 %

Gewicht zu Beginn des Versuches	Schaf A	77,0 kg	Schaf B	68,9 kg
Gewicht am Ende des Versuches	„ A	75,5 kg	„ B	66,8 kg
Ergibt eine Abnahme von	„ A	1,5 kg	„ B	2,1 kg

Verdaulichkeitswerte:

	Trocken-substanz	Organ. Substanz	Roh-protein	Rohfett	Rohfaser	N-freie Extraktst.
Schaf A						
In den ersten 5 HVTg. in %	47,21	50,94	48,74	50,95	59,94	45,18
In den zweit. 5 HVTg. in %	49,29	52,58	51,83	53,09	61,87	46,14
Im Mittel in %	48,25	51,76	50,29	52,02	60,91	45,66
Schaf B						
In den ersten 5 HVTg. in %	49,99	52,49	48,83	53,83	59,71	48,37
In den zweit. 5 HVTg. in %	47,17	49,58	49,21	60,00	57,25	43,77
Im Mittel in %	48,58	51,04	49,02	56,52	58,73	46,07
Mittel v. Schaf A u. B in %	48,42	51,40	49,66	54,47	59,38	45,87

Wie aus der Tabelle 24 hervorgeht, läßt sich bei der Verabreichung von extrem großen und kleinen Futtergaben eine unterschiedliche Reaktion der Schafe im Hinblick auf die Verdaulichkeit der Nährstoffe erkennen. Während Schaf A bei 1000 g Heu die höchste Verdaulichkeit des Rohproteins, der Rohfaser und N-freien Extraktstoffe aufweist, und sowohl bei 600 g als auch bei 1000 g eine geringere Verdauung dieser Nährstoffe anzeigt, ergibt sich für Schaf B bei der geringsten Futtermenge von 600 g die beste Ausnutzung, die mit steigender Futtermenge abnimmt. Inwieweit sich jedoch diese Erscheinung statistisch erhärten läßt, zeigt die Prüfung mittels F und t Test.

Tabelle 24. *Differenzen zwischen der durchschn. Verdaulichkeit der Versuche 8 und 9 mit 600 g Heu, 10 mit 1000 g Heu und 11 mit 1400 g Heu von Schaf A und B.*

	Organ. Substanz	Roh-protein	Rohfett	Rohfaser	N-freie Extraktst.
Schaf A					
Differenz ± zwischen ∅ Vers. 8 u. 9 (600 g Heu) u. Vers. 10 (1000 g Heu)	−1,81	−0,39	+2,99	−1,49	−2,74
Differenz ± zwischen ∅ Vers. 8 u. 9 (600 g Heu) u. Vers. 11 (1400 g Heu)	+1,90	+1,35	+8,49	+0,23	+2,90
Differenz ± zwischen Vers. 10 und 11	+3,71	+1,74	+5,50	+1,72	+5,64
Schaf B					
Differenz ± zwischen Versuch 8 (600 g Heu) u. Vers. 10 (1000 g Heu)	+1,41	+2,09	+7,15	+1.28	+0,76
Differenz ± zwischen Versuch 8 (600 g Heu) u. Vers. 11 (1400 g Heu)	+5,15	+3,29	+6,96	+4,91	+5,49
Differenz ± zwischen Vers. 10 und 11	+3,74	+1,20	−0,19	+3,63	+4,73

Varianzanalyse.

Das gleiche *negative statistische Ergebnis*, wie es sich hier bei der Berücksichtigung der 5-tägigen Verdauungskoeffizienten bei der Prüfung mittels F Test (Tabelle 25) ergibt, zeigt sich auch bei der Prüfung der zwischen den durchschnittlichen Werten der einzelnen Versuche bei Schaf A und B erhaltenen Differenzen *mittels t Test* (Tabelle 26).

Tabelle 25. *Varianztabelle mit F Werten für die einzelnen Streuungsursachen der Versuchsreihe mit extrem verschiedenen Futtermengen.*

Streuungsursache	FG	Organ. Substanz			Rohprotein			Rohfett		
		SQ	s^2	F	SQ	s^2	F	SQ	s^2	F
Quantitäten (A)	2	35,15	17,58	6,76	10,99	5,50	3,20	123,16	61,58	6,98
Schafe (B)	1	0,42	0,42	0,16	1,93	1,93	1,12	18,67	18,67	0,24
Zeitperioden (C)	1	1,09	1,09	0,42	0,16	0,16	0,09	0,12	0,12	0,01
WW AB	2	7,01	3,51	1,35	3,46	1,73	1,00	17,34	8,67	0,98
WW AC	2	13,44	6,72	2,58	27,59	13,80	8,02	52,45	26,23	2,97
WW BC	1	4,92	4,92	1,89	1,22	1,22	0,71	0,67	0,67	0,08
WW ABC	2	5,20	2,60	—	3,43	1,72	—	17,63	8,82	—
Gesamtmaterial	11	67,23	—	—	48,78	—	—	230,04	—	—

Tabelle 25 (Fortsetzung)

Streuungsursache	FG	Rohfaser			N-freie Extraktstoffe			F Tab.
		SQ	s^2	F	SQ	s^2	F	
Quantitäten (A)	2	20,11	10,06	5,35	60,53	30,27	7,24	19,00
Schafe (B)	1	0,01	0,01	0,01	2,82	2,82	0,67	18,50
Zeitperioden (C)	1	0,11	0,11	0,06	5,61	5,61	1,34	18,50
WW AB	2	12,35	6,13	3,26	6,61	3,31	0,79	19,00
WW AC	2	18,80	9,40	5,00	11,48	5,74	1,37	19,00
WW BC	1	2,85	2,85	1,52	8,12	8,12	1,94	18,50
WW ABC	2	3.76	1.88	—	8.35	4,18	—	—
Gesamtmaterial	11	57,89	—	—	103,52	—	—	—

Tabelle 26. *Werte von t und P für die bei Schaf A und B zwischen der durchschnittlichen Verdaulichkeit der Versuche 8 und 9 mit 600 g, 10 mit 1000 g und 11 mit 1400 g erhaltenen Differenzen.*

Vergleich	Nährstoff	sd	*Schaf A*			*Schaf B*		
			Diff. ±	t	P %	Diff. ±	t	P %
Prüfung der Differenzen zwischen ∅ von Versuch 8 und 9 und Versuch 10	Organ. Substanz	1,61	− 1,81	1,11	38,6	+ 1,41	0,88	46,3
	Rohprotein . .	1,31	− 0,39	0,30	79,3	+ 2,09	1,60	25,0
	Rohfett	2,97	+ 2,99	1,01	42,2	+ 7,15	2,41	13,8
	Rohfaser . . .	1,38	− 1,49	1,08	48,6	+ 1,28	0,93	46,3
	N-freie Extraktst.	2,04	− 2,74	1,34	33,2	+ 0,76	0,37	72,7
Prüfung der Differenzen zwischen ∅ von Versuch 8 und 9 und Versuch 11	Organ. Substanz	1,61	+ 1,90	1,18	35,2	+ 5,15	3,20	8,6
	Rohprotein . .	1,31	+ 1,35	1,03	42,2	+ 3,29	2,51	12,9
	Rohfett	2,97	+ 8,49	2,86	10,1	+ 6,96	2,34	14,8
	Rohfaser . . .	1,38	+ 0,23	0,17	86,0	+ 4,91	3,56	6,9
	N-freie Extraktst.	2,04	+ 2,90	1,42	29,5	+ 5,49	2,69	11,4
Prüfung der Differenzen zwischen Versuch 10 und 11	Organ. Substanz	1,61	+ 3,71	2,30	14,8	+ 3,74	2,32	14,8
	Rohprotein . .	1,31	+ 1,74	1,33	32,2	+ 1,20	0,92	46,3
	Rohfett	2,97	+ 5,50	1,85	23,0	− 0,19	0,06	93,0
	Rohfaser . . .	1,38	+ 1,72	1,25	32,2	+ 3,63	2,63	12,1
	N-freie Extraktst.	2,04	+ 5,64	2,76	10,7	+ 4,73	2,32	14,8

Damit geht klar aus diesen Versuchen hervor, daß die verschiedenen Futtermengen von 600 bzw. 1400 g Heu auf die*Verdaulichkeit des Rohproteins keinen Einfluß ausübten.* Das gleiche gilt auch *für die Rohfaserverdauung* bei Schaf A, die ebenfalls nur geringe Differenzen aufweist. Berücksichtigt man bei der Beurteilung der Verdaulichkit der Rohfaser bei Schaf B sowie der *N-freien Extraktstoffe* bei beiden Schafen den relativen Wert der statistischen Berechnung, so dürfte jedoch den hier auftretenden Differenzen von annähernd 5 % und mehr ein Einfluß der Futtermenge zugrunde liegen.

Es ergibt sich demnach für *Schaf B* mit *steigender Futtermenge* eine *Abnahme der Verdaulichkeit der Rohfaser und N-freien Extraktstoffe,* während *Schaf A bei 1000 g Heu die höchste Verdaulichkeit der N-freien Extraktstoffe erkennen* läßt und sowohl bei Erhöhung bzw. Verminderung der Futtermenge mit einer Verdauungsdepression derselben reagierte. Bezüglich des Einflusses der verschiedenen Futtermengen von 600 und 1400 g Heu auf die Verdaulichkeit des *Rohfettes* wäre nur auf die bei 600 g Heu hervortretende bessere Verdauung (über 60 %) hinzuweisen.

IV. Zusammenfassung und Diskussion der Ergebnisse des ersten Hauptteiles A.

Tabelle 27. *Differenzen* und Werte von P der I., II. und IV. Versuchsreihen.*

Versuchsreihe	Versuchsvergleiche	Nährstoff	*Schaf A* Diff. ±	*Schaf A* P %	*Schaf B* Diff. ±	*Schaf B* P %	Grenzwert %
I.	Vergleich	Organ. Substanz	+ 2,07	49,90	− 0,78	79,30	5
Vers.-	zwischen Vers. 1	Rohprotein . .	+ 0,46	88,00	− 2,56	40,70	5
Reihe	(1200 g Heu a)	Rohfett	− 0,86	82,50	− 0,74	84,20	5
mit	und Versuch 2	Rohfaser . . .	+ 1,99	58,00	− 1,57	66,30	5
Heu a	(800 g Heu a)	N-freie Extraktst.	+ 2,71	34,10	+ 0,21	93,50	5
II.	Vergleich	Organ. Substanz	+ 0,57	66,70	+ 0,16	86,00	5
Vers.-	zwischen Vers. 4	Rohprotein . .	− 1,55	25,00	+ 2,48	13,00	5
Reihe	(1200 g Heu b)	Rohfett	+16,59	0,01	+ 7,69	0,01	5
mit	und Versuch 3	Rohfaser . . .	− 1,14	55,70	− 2,04	32,20	5
Heu b	(800 g Heu b)	N-freie Extraktst.	+ 1,55	23,10	+ 0,31	79,30	5
	Vergleich	Organ. Substanz	− 1,81	38,60	+ 1,41	46,30	5
	zwischen ∅ der	Rohprotein . .	− 0,39	79,30	+ 2,09	25,00	5
	Versuche 8 u. 9	Rohfett	+ 2,99	42,20	+ 7,15	13,80	5
	(600 g) u. Vers. 10	Rohfaser . . .	− 1,49	48,60	+ 1,28	46,30	5
	(1000 g Heu c)	N-freie Extraktst	− 2,74	32,20	+ 0,76	72,70	5
IV.	Vergleich zw. ∅	Organ. Substanz	+ 1,90	32,20	+ 5,15	8,60	5
Vers.-	der Vers. 8 u. 9	Rohprotein . .	+ 1,35	42,20	+ 3,29	12,90	5
Reihe	(600 g Heu c)	Rohfett	+ 8,49	10,10	+ 6,96	14,80	5
mit	und Versuch 11	Rohfaser . .	+ 0,23	86,00	+ 4,91	6,90	5
Heu c	(1400 g Heu c)	N-freie Extraktst.	+ 2,90	29,50	+ 5 49	11,40	5
	Vergleich	Organ. Substanz	+ 3,75	14,80	+ 3,74	14,80	5
	zwischen Vers. 10	Rohprotein . .	+ 1,74	32,20	+ 1,20	46,30	5
	(1000 g Heu c)	Rohfett	+ 5,50	23,00	− 0,19	93,00	5
	und Versuch 11	Rohfaser . . .	+ 1,72	32,20	+ 3,63	12,10	5
	(1400 g Heu c)	N-freie Extraktst.	+ 5,64	10,70	+ 4,73	14,80	5

*) Ein + Zeichen vor den in Spalte 4 und 6 angegebenen Differenzwerten bedeutet eine bessere Verdaulichkeit für den in Spalte 2 zuerst angeführten Versuch gegenüber dem zweitgenannten Vergleichsversuch.

Tabelle 28. *Schwankungswerte der Versuche 5, 6 und 7 von Schaf A sowie Differenzwerte der Versuche 6 und 7* von Schaf B.*

Versuchsreihe	Nährstoff	*Schaf A* Schwankung	*Schaf B* Differenzen zwischen Versuch 6 und 7
III. Versuchsreihe mit Heu b	Organ. Substanz . . .	bis 0,97 %	4,67 %
	Rohprotein	„ 4,82 %	0,78 %
	Rohfett	„ 11,23 %	0,16 %
	Rohfaser	„ 4,29 %	4,99 %
	N-freie Extraktstoffe . .	„ 0,99 %	5,43 %

*) Infolge Erkrankung von Schaf B in Versuch 5 wurden nur die Differenzen zwischen den normalen Versuchen 6 und 7 angeführt.

Die in Tabelle 27 zusammengefaßten Differenzen — und P Werte der Versuche mit verschiedener Futtermenge sowie die in Tabelle 28 angeführten Schwankungen und Differenzwerte der Versuche mit gleicher Futtermenge und

Futterqualität lassen erkennen, daß die *verschiedenen Futtermengen von 600 bis 1400 g Heu auf die Verdaulichkeit des Rohproteins keinen Einfluß ausübten.* Die auftretenden Differenzen von 0,39 bis 1,74% bei Schaf A sowie 1,20 bis 3,29 % bei Schaf B erwiesen sich nicht nur statistisch als innerhalb der Fehlergrenzen liegend, sondern wurden auch alle von dem bei Schaf A innerhalb der Versuche mit gleicher Futtermenge und gleicher Futterqualität auftretenden Schwankungswert von 4,92 % übertroffen.

Ebenfalls konnten auch nicht die oben angeführten verschiedenen Futtermengen die Verdaulichkeit der *Rohfaser* entscheidend beeinflussen. Weder ergaben die ermittelten Unterschiede von 0,23 bis 1,99% bei Schaf A und 1,28 bis 4,91 % bei Schaf B den für eine statistische Sicherung erforderlichen P Wert von unter 5%, noch wurde der bei den einzelnen Schafen in der III. Versuchsreihe auftretende Schwankungswert von 4,29% bei Schaf A und 4,99% bei Schaf B überschritten.

Weniger eindeutig erweist sich dagegen das Ergebnis bei den *N-freien Extraktstoffen.* Während die zwischen den Versuchen mit wechselnder mittlerer Futtermenge (800 bis 1200 g) sich zeigenden Differenzen von 1,55 bis 2,74% bei Schaf A und 0,21 bis 0,76% bei Schaf B infolge ihrer hohen P Werte einwandfrei als im Rahmen der Zufallsgrenzen liegend zu betrachten sind, ergibt sich aber auch für die zwischen den Verdauungskoeffizienten der einzelnen Versuche mit extremeren Futtermengen auftretenden erheblich größeren Unterschiede von 5,64% bei Schaf A und 5,49% bei Schaf B keine statistische Sicherung, obwohl dieselben höher liegen als die bei den einzelnen Schafen in den Versuchen mit gleicher Futtermenge auftretenden Schwankungswerte. Berücksichtigt man bei diesem Befund aber die Möglichkeit, daß größeren Unterschieden, die statistisch zwar innerhalb der Fehlergrenzen liegen und die Schwankungswerte der Versuche mit gleicher Futtermenge und Futterqualität nur unwesentlich überschreiten, trotzdem ein wirklicher Einfluß der veränderten Futtermenge zugrunde liegen kann, so dürfte ein solcher für die Verdaulichkeit der N-freien Extraktstoffe bei beiden Schafen als wahrscheinlich angenommen werden. Schaf A zeigt dabei die höchste Verdaulichkeit bei 1000 g Heu und reagiert vor allem bei 1400 g Heu mit einer Verdauungsdepression, während Schaf B eine maximale Verdauung bei 600 g aufweist und mit steigender Futtermenge besonders bei 1400 g Heu eine verminderte Ausnutzung erkennen läßt.

Bezüglich der *Rohfettverdauung* läßt sich im Hinblick auf den Einfluß verschieden hoher Futtermengen ein einwandfreies Urteil nicht abgeben, zumal der in den Versuchen mit gleicher Futtermenge und Futterqualität bei Schaf A auftretende Schwankungswert von 11,23% die große Ungenauigkeit erkennen läßt, die den Verdauungskoeffizienten des Rohfettes anhaftet. Die Ursache für diese Erscheinung dürfte in der minimalen Fettmenge des Futters begründet sein, wodurch sowohl geringe Veränderungen in der Fettresorption als auch kleine analytische Fehler bei der Berechnung der Verdauungskoeffizienten meist erhebliche Abweichungen vortäuschen. Aus diesem Grunde ist den zwischen Versuch 3 (800 g Heu) und Versuch 4 (1200 g Heu) auftretenden statistisch gesicherten Unterschieden von 16,59% bei Schaf A und 7,69% bei

Schaf B keine Bedeutung zu schenken, zumal auch für die im 4. Versuch (Tabelle 11) sich zeigende hohe durchschnittliche Verdaulichkeit des Rohfettes von 64,04% eine Bestätigung durch die im 1. Versuch mit ebenfalls 1200 g Heu sich ergebende Verdaulichkeit von nur 53,05% nicht festgestellt werden konnte. Auch ein *indirekter Einfluß der Futterqualität* als mitentscheidender Faktor für die Reaktion der Tiere in der Verdaulichkeit *bei verschiedenen Futtermengen*, wie er sich in den Pferdeversuchen von WOLFF [52, 53] mit Luzerne- und Wiesenheu zeigte, *konnte hier nicht festgestellt werden.*

Im Hinblick auf die Beurteilung der einzelnen Resultate ergab somit die *statistische Prüfung* der zwischen den einzelnen Versuchen der I., II. und IV. Versuchsreihe mit verschiedenen Futtermengen erhaltenen Differenzen mittels t Test (Tabelle 8, 13 und 27) und der Parallelversuche der III. Versuchsreihe mit gleicher Futtermenge und Futterqualität mittels F Test (Tab. 18) eine verhältnismäßig *klare Abgrenzung der natürlichen Schwankungen*, wodurch eine deutliche Herausstellung evtl. Einflüsse der verschiedenen Futtermengen auf die Verdaulichkeit der einzelnen Nährstoffe ermöglicht wurde.

Im Vergleich zu den Angaben der Literatur läßt sich damit eine einwandfreie Klärung der bisher bestehenden Meinungsverschiedenheiten, die meist auf einer individuell verschiedene Beurteilung der jeweils sich ergebenden Differenzen beruhte, herbeiführen. So ergibt sich in bezug auf die bereits von WOLFF [49], S. 94, HONCAMP [18], SCHEUNERT [35] und teilweise von HENNEBERG [16] vertretene Meinung, daß verschiedene, jedoch nicht extreme Raufuttermengen auf die Verdaulichkeit der Nährstoffe keinen Einfluß ausüben und die auftretenden Differenzen innerhalb der Zufallsgrenzen liegen, eine Übereinstimmung mit meinen Ergebnissen, während die von HONCAMP [18] und KELLNER [22] vertretene Ansicht, daß verschieden hohe Gaben eines *Futtergemisches* mit konstantem Nährstoffverhältnis einen negativen Einfluß auf die Verdaulichkeit der Nährstoffe auszuüben vermögen, im Hinblick auf die dabei nur aufgetretenen geringen Unterschiede und den in meinen Versuchen beobachteten weit größeren individuellen Schwankungen nicht weiter aufrechterhalten werden kann.

Eine Zunahme der Verdaulichkeit, wie sie HENNEBERG [16] in Versuchen mit Wiesenheu an Schafen, WOLFF [53] an Pferden und JORDAN [20] an einer Kuh mit steigenden mittleren Futtermengen feststellten, konnte in meinen Versuchen nicht beobachtet werden. Es ist anzunehmen, daß sich auch hier die Unterschiede im Rahmen der allgemeinen Schwankungen bewegen, oder aber die Ergebnisse infolge zu kurzer Versuchsdauer (5 Tage), wie beispielsweise bei JORDAN und HALL, von vornherein als kritisches Vergleichsmaterial ausscheiden.

Auch beim Vergleich der Ergebnisse der Verdaulichkeit der N-freien Extraktstoffe in den Versuchen der IV. Versuchsreihe mit den Ergebnissen von FORBES [15], WATSON [44, 45] sowie WATSON und Mitarbeitern [64], die ebenfalls in Versuchen an wachsenden Ochsen extremere Futtermengen berücksichtigten, läßt sich insofern eine Übereinstimmung feststellen, als auch bei ihnen die höchste Verdaulichkeit der N-freien Extraktstoffe in einigen Versuchsserien bei mittleren, in anderen dagegen nur bei den geringsten Futtermengen zu erkennen war. So ergab sich analog zu Schaf A eine maximale Verdauung der N-freien Extraktstoffe bei mittleren Futtermengen in den Versuchen von WATSON [44, 45] mit Heu sowie Heu und Gerste, während in den Versuchen von FORBES und Mitarbeitern [15] sowie WATSON und Mitarbeitern [46], bei denen Heu und Mais in zunehmenden Rationen verfüttert wurden, mit erhöhter Futtermenge eine Abnahme der Verdaulichkeit der N-freien Extraktstoffe zu erkennen war. Das gleiche Ergebnis konnte in den Versuchen von WATSON [46] mit steigenden Mengen von Maissilage sowie Heu und Mais festgestellt werden, so daß sich damit auch die Resultate von Schaf B bestätigt finden. Die allgemein in den Versuchen mit *extremen Futtermengen* hervortretenden wechselnden Ergebnisse der Schafe, die beiderseits durch Resultate anderer Autoren erhärtet werden konnten, lassen damit, wie aus den eigenen Versuchen einwandfrei hervorgeht (Tabelle 20, 21, 22, 23) auf *ein individuell verschiedenes verdauungsphysiologisches Reaktionsvermögen der Tiere gegenüber solchen Futtermengen* schließen.

B. Der Einfluß verschieden hoher Eiweißzulagen zu verschieden hohen Rauhfuttermengen

I. Einleitung

Das Interesse, das seit fast einem Jahrhundert der Beifütterung hoch verdaulicher Eiweißstoffe zu einem Grundfutter geschenkt wurde, bezog sich auf eine vielfach hierbei beobachtete verdauungsfördernde Wirkung der Eiweißzulagen, wobei vor allem die Rohfaser und das Rohprotein des Grundfutters eine bessere Ausnutzung erfahren sollten. Diese Wirkung ließ sich, wie Versuche von WOLFF, WEISKE, KELLNER, HENNEBERG, STOHMANN, FINGERLING ([22], S. 56/57) und FUNKE[14] zeigen, besonders dann deutlich feststellen, wenn die Verdaulichkeit dieser Nährstoffe vorher durch eine einseitige Kohlehydratzufuhr nachhaltig verringert war. HOFMEISTER u. HAUBNER[17], die in eigenen Versuchen die gleiche Erscheinung beobachteten, stellten fest, daß eine optimale Verdauung der im Futter enthaltenen Nährstoffe nur dann gewährleistet war, wenn das Verhältnis der verdauten Proteinstoffe zu den verdauten N-freien Stoffen von 1 : 8 nicht überschritten wurde, da sonst — vor allem beim Wiederkäuer — Verdauungsdepressionen auftraten, die aber andererseits durch Zuführung normaler Eiweißzugaben wieder aufgehoben werden konnten. Da es sich hier also lediglich um die Herstellung eines Normalzustandes handelt, muß bei der Wirkung einer Eiweißzulage unterschieden werden in

1. Rückgängigmachung einer bestehenden Verdauungsdepression,
2. zusätzliche Beeinflussung eines sonst normal verdauten Futters.

Da über die unter 1 angeführte Wirkung, wie oben erwähnt und auch aus der einschlägigen Fachliteratur zu ersehen, übereinstimmend Klarheit besteht, ergeben sich über eventuell vorhandene Einflüsse zusätzlicher Eiweißgaben in der Literatur eine Reihe von Angaben mit wechselnden Ergebnissen. So erhielten SCHULZE u. MAERKER[37] in Versuchen mit Schafen, an die sie zu einem aus Wiesenheu bestehenden Grundfutter steigende Eiweißgaben in Form von 131,5 bzw. 290 g Weizenkleber verabreichten, eine Abnahme der Verdaulichkeit des Rohproteins von 8% (Tabelle 29), während die Verdaulichkeit der Rohfaser um rund 4% zu-, die der N-freien Extraktstoffe jedoch um den gleichen Prozentsatz abnahm. Auch FLEISCHER u MÜLLER[12], die Versuche mit Schafen der Leinerasse in der Weise durchführten, daß sie dem aus 200 g Gerstenschrot und 750 g Heu bestehenden Grundfutter bei einer steigenden Weizenkleberzulage von 135 bzw. 270 g jeweils 45 bzw. 87 g Gerstenschrot abzogen, konnten ebenfalls für das Rohprotein und die N-freien Extraktstoffe eine geringe Abnahme der Verdaulichkeit ermitteln, wogegen die Rohfaser keine veränderten Werte zeigte (Tabelle 29).

Eine weitere Bestätigung der in den Versuchen von SCHULZE und MAERKER sowie FLEISCHER und MÜLLER gefundenen negativen Beeinflussung der Rohproteinverdauung durch höhere Eiweißzulagen konnte leider nicht erbracht wenden, da die meisten Versuche (Tabelle 31 u. 32) nicht im Differenzverfahren durchgeführt wurden; und daher bei reiner Eiweißzulagefütterung nur die N-freien Stoffe — meist speziell die Rohfaser — Berücksichtigung fanden. Auch die neueren, umfangreichen Untersuchungen von J. AXELSSON[1, 2], in denen er besonders die Verdaulichkeit des Futters bei wechselndem Proteingehalt ermittelte, vermögen in diesem Falle nicht als kritisches Vergleichsmaterial zu gelten.

Zu den von ihm in Tabelle 30 beispielsweise angeführten Versuchsreihen, in denen sich parallel mit jedem höheren Proteingehalt des Futters ein Ansteigen der Verdaulichkeit des Rohproteins feststellen läßt, wäre zu bemerken, daß auch diese Versuche nicht im Differenzverfahren durchgeführt wurden, sondern die Wirkung des erhöhten Eiweißgehaltes durch die Verdauungskoeffizienten des jeweiligen Gesamtfutters ermittelt wurde. Hieraus ergibt sich aber

Tabelle 29. *Verdaulichkeitswerte der Versuche von* SCHULZE *u.* MAERKER[37] *sowie* FLEISCHER *u.* MÜLLER[12]

Tierart	Futter	Menge g	Gehalt % Roh-protein	Gehalt % Roh-faser	Verdauungskoeffizienten Roh-protein	Verdauungskoeffizienten Roh-faser	Verdauungskoeffizienten N-freie Extr.-St.	Autor
Schafe	Wiesenheu	1000,0	10,62	27,00	57,10	56,90	67,80	SCHULZE UND MAERKER[37]
„	Wiesenheu + Kleber	131,5	78,00	0,40	53,30	57,80	69,50	
„	Wiesenheu + Kleber	290,0	78,00	0,40	49,40	60,60	63,30	
„	Wiesenheu + Gerstenschrot	750 200	9,98 14,35	31,44 5,24	59,40	60,50	70,70	FLEISCHER U. MÜLLER[12]
„	Wiesenheu + Gerstenschrot + W.-Kleber	750 155 135	9,98 14,34 75,45	31,44 5,24 0,44	58,80	59,10	69,10	„
„	Wiesenheu + Gerstenschrot + W.-Kleber	750 113 270	9,98 14,35 75,45	31,44 5,24 0,44	54,30	69,50	67,50	„

— gleichgültig, ob der Autor den gewünschten Proteingehalt des Futters durch entsprechende Zulagen hochprozentiger Eiweißfuttermittel zu einem konstant bleibenden Grundfutter oder durch wechselnde Zusammensetzung von Grund- und Zusatzfutter erwirkte —, daß durch den sich in jedem Falle ständig vermehrenden Anteil an hochprozentigen Eiweißstoffen auch in den Verdauungskoeffizienten mehr und mehr deren Verdaulichkeit — selbige beträgt bei einem hochprozentigen Eiweißfutter über 90% — in Erscheinung tritt, so daß damit noch nicht der Beweis für einen effektiven Einfluß auf die Eiweißverdaulichkeit anderer in der Futtermischung enthaltener Futtermittel erbracht ist. Eine Bestätigung dieser Annahme zeigen die Versuche von MORGEN und Mitarbeitern[31], die bei 1000 g Heu und 200 g Blutmehl eine Verdaulichkeit des Gesamtrohproteins von 61,1%, bei 300 g Blutmehlzulage dagegen eine von 71,5% erhielten, wobei im ersten Versuch der Gehalt des Rohproteins am Gesamtfutter rund 20%, im zweiten Versuch dagegen rund 24% betrug

Tabelle 30. *Verdaulichkeitswerte der Versuche von* J. AXELSSON[2,1] *und* MORGEN *u. Mitarbeitern*[31]

Tierart	Futter	Menge g	Gehalt % Roh-protein	Gehalt % Roh-faser	Verdauungskoeffizienten Roh-protein	Verdauungskoeffizienten Rohfett	Verdauungskoeffizienten Roh-faser	Verdauungskoeffizienten N-freie Extr.St.	Autor
Schaf	Futtergemisch		8,8		54,6	52,2	59,6	62,8	AXELSSOHN[2]
„	„		12,5		64,0	56,0	61,4	68,9	
„	„		17,2		72,2	61,3	56,8	70,9	„
„	„		21,9		79,0	55,2	55.1	74,2	„
„	„		26,7		82,9	54,5	61,7	67,2	„
„	„		33,2		84,6	71,8	72,1	73,9	„
„	„		10,0	19,9	53,7				„ [1]
„	„		12,0	22,9	64,1				
„	„		14,2	20,6	66,6				
„	„		16.0	19,2	68.3				
„	„		20,0	17,5	74,1				
Schaf 7	Heu I + Blutmehl I	1000 200	63,38		64,1				MORGEN u. Mitarbt.[31]
Schaf 11	Heu I + Blutmehl I	1000 300	63,38		71,5				„

Ebenfalls können Versuche von E. WOLFF (49, S. 139) (Tabelle 31), die zwar im Differenzverfahren, jedoch mit Schweinen ausgeführt wurden und mit steigender Fleischmehlzulage eine geringe Zunahme der Verdaulichkeit des Rohproteins erkennen lassen, nicht mit den Verhältnissen bei Wiederkäuern verglichen werden, bei denen sich der Einfluß auch meist immer auf das als Grundfutter verabreichte Rauhfutter erstreckt.

Tabelle 31. *Verdauungskoeffzienten der Schweineversuche von* WOLFF

Wachsende Schweine	Tier	Futter	Menge g	Gehalt %		Verdauungskoeffizienten		Autor
				Roh-protein	Roh-faser	Roh-protein	Roh-fett	
I. Periode	2	Kartoffeln + Fleischmehl	1039,5 167,8	11,63 82,41	3,55 —	95,10	82,30	WOLFF [49]
I. „	3	Kartoffeln + Fleischmehl	1155,0 185,4	„	„	96,00	84,90	„
II „	1	Kartoffeln + Fleischmehl	977,5 435,1	14,64 82,41	3,00 —	98,50	88,70	„
II. „	4	Kartoffeln + Fleischmehl	879,8 391,5	„	„	98,90	88,50	„
II. „	3	Kartoffeln + Fleischmehl	1564,0 208,8	„	„	96,40	90,70	„

Zusammenfassend läßt sich feststellen, daß für die Beurteilung einer Eiweißzulage auf die Verdaulichkeit des Rohproteins nur die Versuche von SCHULZE u. Mitarbeitern [37] sowie FLEISCHER und MÜLLER [12] Berücksichtigung finden können, die beide eine sich mit steigender Zulage ergebende Abnahme zeigen, aber infolge der unterschiedlichen Ergebnisse in der Verdaulichkeit der Rohfaser und der N-freien Extraktstoffe den Verdacht auf irgend welche Fehler in dem einen oder anderen Versuch auftreten lassen, wodurch auch das zwar gleiche Ergebnis in der Beeinflussung der Rohproteinverdauung nur bedingt beweiskräftig erscheint und eine erneute Überprüfung dieser Frage erforderlich sein dürfte.

Die unterschiedlichen Ergebnisse in der Verdaulichkeit der Rohfaser, wie sie in den Versuchen von SCHULZE und Mitarbeitern sowie FLEISCHER und Mitarbeitern auftreten, finden ihre Parallele in gleichfalls wechselnden Resultaten anderer Autoren. Für eine positive Beeinflussung der Rohfaserverdauung durch Eiweißzulagen, wie sie SCHULZE und Mitarbeiter verzeichnen, sprechen Ergebnisse von KELLNER [23], der bei Zufütterung von 150 g Fischmehl zu einem aus Luzerneheu und Haferschrot bestehenden Grundfutter eine höhere Rohfaserverdauung (um 7%) erhielt. Ebenso wenn Lupinen und Sojabohnen als Zusatzfutter verabreicht wurden, ergab sich in den Versuchen von STOHMANN [38] und KELLNER [24] eine bessere Rohfaserverdauung. USUELLI [42], der den Einfluß eines höheren Eiweißgehaltes auf die Verdaulichkeit der Rohfaser bei Schafen und Hühnern untersuchte, fand bei den Schafen einen positiven Einfluß, während sich bei den Hühnern keine wesentliche Erhöhung der Verdaulichkeit feststellen ließ. Auch NEHRING [32] spricht gegebenenfalls von einer durch Eiweißzulagen verursachten Erhöhung der Rohfaserverdauung. Desgleichen dürften die Versuche von W. BOLLMANN [6], der bei Schweinen durch Zufütterung eines Eiweißfutters eine bessere Ausnutzung der Kartoffelrohfaser gefunden haben will, infolge des nur 0,7—0,9% betragenden Rohfasergehaltes der Kartoffel wenig Bedeutung haben. Zu einem klaren Ergebnis gelangte dagegen FERRARI [10] an Hunden, der bei Fleischzulage eine erhöhte Ausnutzung der Zellulose ermitteln konnte. Als Grund hierfür erwähnte er die auch von PAWLOW bestätigte stärkere Magensaftsekretion des Hundes nach Fleischgenuß, welche in diesem Maße nur den Carnivoren eigen ist und für die Wiederkäuer als ausgesprochene Herbivore weniger zutrifft, weshalb dieses Resultat auch nur bedingt die bisherigen Ergebnisse zu stützen vermag.

Eine indirekte positive Beeinflussung der Rohfaserverdauung durch erhöhte Eiweißzulagen sieht TAPPEINER [39] in einer stärkeren Aktivierung des Bakterienlebens, das einerseits die Rohfaseraufschließung befördern soll. FERBER[9] glaubt sogar durch eine Vermehrung der Pansenfauna die Rohfaserverdauung in mechanischer Hinsicht günstig zu beeinflussen. Im Gegensatz zu diesen Autoren konnten KERN und Mitarbeiter[26], HONCAMP[19], WOLFF[50] durch eigene Versuche die Ergebnisse von FLEISCHER und MÜLLER bestätigen, nach denen mit steigenden Eiweißgaben keine Beeinflussung der Verdaulichkeit der Rohfaser des Grundfutters stattfand (Tabelle 32).

Auch eine indirekte Beeinflussung durch die Pansenfauna konnte nach Untersuchungen von BECKER[5] nicht bestätigt werden. BECKER fand bei Ziegen, daß die Rohfaser bei infusorienfreiem Pansen mit Ausnahme eines Tieres weder besser noch schlechter verdaut wurde.

Eine wesentliche Beeinflussung der Verdaulichkeit der N-freien Extraktstoffe eines Grundfutters mit mittlerem Eiweißverhältnis durch Eiweißzulagen konnte aus den Angaben der

Tabelle 32. *Verdauungskoeffizienten der Schafversuche von* KERN, WOLFF *und* HONCAMP *mit verschiedenen Eiweißzulagen*

Schafe	Futter	Menge g			Verdauungskoeffizienten Rohprotein	Rohfett	Rohfaser	N-freie Extr.St.	Autor
I. Periode	Wiesenheu + Gerstenschrot	800 200	Schaf A		56,1	49,0	59,4	68,7	KERN[26]
			„ B		53,6	49,5	61,2	69,3	„
II. „	Wiesenheu + Gerstenschrot + Conglutin	800 200 70	„ A		71,9	46,2	58,3	68,7	„
			„ B		71,3	49,1	60,6	69,1	„
III. „	Wiesenheu + Gerstenschrot + Conglutin	800 200 140	„ A		77,4	45,9	55,8	67,5	„
			„ B		77,7	48,5	60,6	69,2	„
IV. „	Wiesenheu + Gerstenschrot + Conglutin	800 200 210	„ A		82,0	49,7	55,5	67,4	„
			„ B		82,2	48,5	60,5	68,8	„
V. „	Wiesenheu + Gerstenschrot + Fleischmehl	800 200 152	„ A		78,7	45,0	57,6	68,5	„
			„ B		79,1	46,3	60,3	68,8	„
VI. „	Wiesenheu + Gerstenschrot + Fleischmehl	800 200 76	„ A		73,7	48,0	57,6	67,9	„
			„ B		70,9	47,1	59,1	68,1	„
VII. „	Wiesenheu + Gerstenschrot	800 200	„ A		58,3	49,9	57,4	67,6	„
			„ B		55,9	52,6	60,5	67,9	„
Schafe	Heu + Gerstenschrot	500 750			77,7	80,7	44,0	91,25	WOLFF[50]
„	Heu + Bohnenschrot	500 750			83,0	79,0	44,5	92,12	„
			Gehalt % Rohprotein	Rohfaser					
Schafe	Kleeheu	700	10,26	29,89	58,1	68,5	57,3	64,2	HONCAMP[19]
„	Kleeheu + Kleber	700 100	10,26 87,64	29,89 —	77,7	50,5	55,3	66,6	„
„	Kleeheu + Kleber	700 200	10,26 87,64	29,89 —	82,6	46,6	56,0	66,6	„
„	Kleeheu + Kleber	700 300	10,26 87,64	29,89 —	86,4	37,3	55,8	65,8	„

Literatur nicht nachgewiesen werden. Die nur in den Versuchen von SCHULZE und MAERKER [37] sowie FLEISCHER und MÜLLER [12] (Tabelle 29) mit steigenden Eiweißzugaben zu verzeichnende geringe Abnahme der Verdaulichkeit dürfte bei der Berücksichtigung der natürlichen physiologischen Schwankungen nicht als positiver Einfluß zu werten sein.

Widersprechende Ergebnisse lassen sich dagegen in der Verdaulichkeit des Rohfettes feststellen.

Wie aus Tabelle 32 zu ersehen, zeigen die Ergebnisse von KERN und WOLFF bei den einzelnen Eiweißzulagen keine für das Rohfett als wesentlich zu bezeichnenden Veränderungen während HONCAMP mit steigender Kleberzulage eine deutliche Abnahme der Verdaulichkeit beobachten konnte. Einen Grund für diese Erscheinung weiß HONCAMP allerdings nicht anzuführen.

Zusammenfassend kann gesagt werden, daß auf die gestellte Frage eine befriedigende Antwort nicht gegeben werden kann, da die Angaben bezüglich der Verdaulichkeit des Rohproteins nur ungenügend bewiesen sind; und die widersprechenden Ergebnisse der Rohfaserverdauung von beiden Seiten durch andere Versuchsansteller erhärtet werden. Hinzu kommen noch die verschiedenen Resultate der Rohfettverdauung und nicht zuletzt die mangelnde methodische Einheitlichkeit und teilweise auch Veralterung derselben, die außerdem die Gewähr für eine klare Analyse der einzelnen Angaben weiter verringern. Die Notwendigkeit, durch neue systematische Untersuchungen diese Fragen einer Klärung näherzubringen, dürfte damit ausreichend begründet und soll damit Aufgabe und Zweck des zweiten Hauptteiles dieser Arbeit sein. Gleichzeitig galt es, in diesem Zusammenhang auch noch andere strittige Probleme zu lösen. So gab die beobachtete Erscheinung, wonach SCHULZE und MAERKER (Tabelle 29) bei Verwendung eines aus 1000 g Wiesenheu bestehenden Grundfutters einen geringen Einfluß erhöhter Eiweißzulagen auf die Verdaulichkeit der Rohfaser feststellten, wogegen HONCAMP (Tabelle 32) bei 700 g Kleeheu keinen Einfluß bei annähernd gleichen Kleberzulagen erhielt, Anlaß zu der Überlegung, daß vielleicht die Grundfuttermenge für den Einfluß der Eiweißzulagen Bedeutung haben könnte. Es galt daher, gleichzeitig verschiedene Versuchsreihen durchzuführen, wobei zu einer veränderten Grundfuttermenge jeweils verschieden hohe Eiweißzulagen verabreicht wurden.

II. Methodik

1. *Haltung und Fütterung der Tiere.*

Die Haltung der Tiere — (Schaf A u. B) — entsprach in diesen Versuchen den gleichen Verhältnissen und Bedingungen wie schon im Hauptteil A angeführt, so daß sich hier weitere Ausführungen erübrigen. Was die Fütterung der Tiere anbelangt, kam außer Heu (Heu b in den Versuchen 12, 13 u. 14, Heu c in den Versuchen 15, 16 u. 17), das das Grundfutter bildete, als Eiweißzulage Sojaschrot zur Anwendung, das ebenfalls immer für den ganzen Versuch abgewogen und in je einer halben Tagesration mit der entsprechenden Heuration trocken vermischt und zu den bekannten Futtermahlzeiten um 10^{00} h und 16^{00} h verabreicht wurde.

2. *Analysen.*

Die Durchführung der Analysen erfolgte in der gleichen Weise wie bereits im Hauptteil A näher erläutert. Außerdem wurde hier bei allen Versuchen für jedes Schaf das Nährstoffverhältnis sowie die Ballastmenge ermittelt.

3. *Anordnung der Versuche.*

Bei der Aufstellung des Versuchsplanes ergab sich die Anordung der einzelnen Versuche, wie einleitend bereits angeführt, in der Weise, daß in 3 Versuchsreihen mit verschiedenen Grundfuttermengen steigende Gaben von Sojaschrot verabreicht wurden. In der 1. Versuchsreihe gelangten bei einer Grundfuttermenge von 1000 g (Heu b) in 3 Versuchen (22, 13 und 14) Eiweißzulagen von 250, 400 und 550 g Sojaschrot zur Verfütterung, während in der folgenden VI. Versuchsreihe bei einem Grundfutter von 600 g (Heu c) nur 2 Versuche mit einer Sojaschrotzulage von 250 und 550 g durchgeführt wurden.

Den Abschluß bildet ein Versuch, der den Einfluß einer Zulage von 550 g Sojaschrot bei einer Grundfuttermenge von 1400 g untersucht.

4. *Auswertung der Ergebnisse. Varianzanalyse.*

Für eine annahernd exakte Auswertung der hier zu besprechenden Differenzversuche galt es, zwei zusätzliche Fehlerquellen bei der Zugrundelegung der Werte für „verdaut vom Grundfutter" und „verdaut vom Soja" weitgehend einzuschränken. Voraussetzung hierfür war die Ermmittlung der Werte für die durchchnittliche Verdauung des Grundfutters und des Sojaschrotes.

Bei der Berechnung der durchschnittlichen Verdaulichkeit des Grundfutters konnten nur in der Versuchsreihe mit 1000 g Heu für Schaf A die durchschnittlichen Verdaulichkeitswerte von 3 Versuchen (5, 6 und 7) und für Schaf B die Versuche 6 und 7 Verwendung finden.

Für die Ermittlung der durchschnittlichen Verdaulichkeit des Sojaschrotes wurde im 12. Versuch zu einer normalen Grundfuttermenge eine Sojazulage von 250 g verabreicht und dabei angenommen, daß diese Menge einerseits keinen Einfluß auf die Verdaulichkeit des Grundfutters ausübte und andererseits ausreichend war, um im Differenzverfahren die wirkliche Verdaulichkeit des Sojaschrotes zu repräsentieren.

Die auf diese Weise ermittelte prozentuale Verdaulichkeit des Sojaschrotes wurde in allen folgenden Versuchen als gleich angenommen und die dabei auftretenden Veränderungen auf die Verdaulichkeit des Grundfutters umgerechnet.

Hierbei erfolgte insofern eine Korrektur, als die Verdaulichkeit der Rohfaser und der N-freien Extraktstoffe des Sojaschrotes bei Schaf B nicht mit 67,49% bzw. 53,59%, sondern mit 90,00% bzw. 92,00% in Anrechnung kam. Es war anzunehmen, daß die niedrigen Werte von 67,49% und 53,59% durch eine veränderte Verdaulichkeit des Grundfutters zustande kamen, da im allgemeinen die Rohfaser und N-freien Extraktstoffe des Sojaschrotes eine Verdaulichkeit von rund 90% aufweisen (KELLNER [25] und MALKOMESIUS [30]).

Eine *statistische Auswertung* der Ergebnisse konnte auch hier infolge der 5-tägigen Gesamtanalysen Berücksichtigung finden, weshalb die Besprechung der einzelnen Versuchsresultate in der gleichen Weise wie im Hauptteil A nach jeder Versuchsreihe erfolgte.

III. Versuchsergebnisse

1. *Versuche mit verschieden hohen Eiweißzulagen bei einer Grundfuttermenge von 1000 g Heu b.*

Der Zweck dieser Versuchsreihe war, den Einfluß verschieden hoher Eiweißzulagen auf die Verdaulichkeit eines aus 100 g Heu (b) bestehenden Grundfutters zu untersuchen. Voraussetzung hierzu war die Ermittlung der Verdaulichkeit des Sojaschrotes unter normalen Bedingungen, so daß damit eine Vergleichsmöglichkeit zu den übrigen Versuchen und insbesondere ein Anhaltspunkt für die rechnerische Auswertung von eventuell stattgefundenen Veränderungen auf die Verdaulichkeit des Grundfutters geschaffen wurde. Aus diesem Grunde kam zunächst ein Versuch (12) Tabelle 34 mit 250 g Sojazulage zur Durchführung, der daher als sogenannter „Normalversuch" bezeichnet wurde. Ihm folgten dann 2 weitere Versuche (13 und 14) mit 400 bzw. 550 g Sojaschrotzulage.

Tabelle 33. *Analysen und Durchschnittswerte des Sojaschrotes in % auf 100 g Trockensubstanz*

Versuch	Org. Substanz	Rohprotein	Rohfett	Rohfaser	N-freie Extraktst.
12	94,11	49,54	2,47	5,98	36,12
14	94,30	50,75	2,42	5,78	35,36
16	94,28	50,07	2,09	5,88	36,25
17	94,07	49,23	1,96	6,06	36,82
∅	94,19	49,90	2,23	5,92	36,14

Tabelle 34. *Versuch 12, 1000 g Heu + 250 g Sojaschrot*
Normalversuch

Heutrockensubstanz: 88,01 %
Sojatrockensubstanz: 85,54 %
Eiweißverhältnis des Grundfutters: Schaf A 1:11,2 Schaf B 1:12
" des Gesamtfutters: " A 1: 3,62 " B 1:3 7
Ausgeschiedene unverdaut. org. Substanz; Schaf A 3900 g
" " " " " B 3900 g
Gewicht zu Beginn des Versuches Schaf A 67,2 kg Schaf B 59,7 kg
Gewicht am Ende des Versuches " A 68,0 kg " B 60,9 kg
Ergibt eine Zunahme von " A 0,8 kg " B 1,2 kg

Verdaulichkeitswerte des Sojaschrotes

	Trocken-substanz	Organ. Substanz	Roh-protein	Rohfett	Rohfaser	N-freie Extraktst.
Schaf A						
In den ersten 5 HVTg. in %	79,86	82,85	92,59	46,90	53,01	76,66
In den zweit. 5 HVTg. in %	98,05	100,18	97,28	69,87	132,66	100,85
Im Mittel in %	88,96	91,52	94,94	56,89	92,84	88,76
Schaf B						
In den ersten 5 HVTg. in %	93,86	96,02	97,11	57,69	98,17	54,33
In den zweit. 5 HVTg. in %	89,04	90,65	96,65	47,69	36,81	52,84
Im Mittel in %	91,45	93,34	96,88	52,69	67,49	53,59
Mittel v. Schaf A u. B in %	90,25	92,43	95,91	54,79	80,17	71,18

Für die Berechnung der Werte für 100 g Trockensubstanz gelten für Heu die Mittelwerte aus Tabelle 9 und für das Sojaschrot die Mittelwerte aus Tabelle 33.

Tabelle 35. *Versuch 13, 1000 g Heu + 400 g Sojaschrot*

Heutrockensubstanz: 88,47 %
Sojatrockensubstanz: 84,68 %
Eiweißverhältnis des Gesamtfutters Schaf A 1:2,68 Schaf B 1:2,6
Ausgeschiedene unverdaut. org. Substanz Schaf A 4100 g
" " " " " B 4170 g
Gewicht zu Beginn des Versuches Schaf A 75,7 kg Schaf B 68,5 kg
Gewicht am Ende des Versuches " A 77,0 kg " B 69,5 kg
Ergibt eine Zunahme von " A 1,3 kg " B 1,0 kg

Verdaulichkeitswerte des Heufutters

	Trocken-substanz	Organ. Substanz	Roh-protein	Rohfett	Rohfaser	N-freie Extraktst.
Schaf A						
In den ersten 5 HVTg. in %	49,32	51,79	36,94	62,97	57,78	50,33
In den zweit. 5 HVTg. in %	53,97	55,92	41,23	69,16	59,14	56,14
Im Mittel in %	51,65	53,86	39,09	66,07	58,46	53,24
Schaf B						
In den ersten 5 HVTg. in %	51,63	53,46	36,44	65,54	55,84	54,74
In den zweit. 5 HVTg. in %	47,98	50,16	33,18	64,91	52,26	51,49
Im Mittel in %	49,81	51,81	34,81	65,23	54,05	53,12
Mittel v. Schaf A u. B in %	55,73	52,84	36,95	65,65	56,26	53,18

Tabelle 36. *Versuch 14, 1000 g Heu (b) + 550 g Sojaschrot*

Heutrockensubstanz: 89,47 %
Sojaschrottrockensubstanz: 89,75 %
Eiweißverhältnis des Gesamtfutters Schaf A 1:2,38, Schaf B 1:2,31
Ausgeschiedene unverdaute organ. Substanz Schaf A 4200 g
" " " " " B 4540 g
Gewicht zu Beginn des Versuches Schaf A 77,8 kg Schaf B 69,2 kg
Gewicht am Ende des Versuches " A 76,6 kg " B 69,9 kg
Ergibt eine Ab- bzw. Zunahme von " A −1,2 kg " B +0,7 kg
Die Gesamtfuttermenge von 1550 g wurde von den Tieren schnell und ohne Rückstand aufgenommen. Infolge der starken Desaminierung der Eiweißstoffe war die Wasseraufnahme und Harnausscheidung besonders erhöht.

Verdaulichkeitswerte des Heufutters

	Trocken-substanz	Organ. Substanz	Roh-protein	Rohfett	Rohfaser	N-freie Extraktst.
Schaf A						
In den ersten 5 HVTg. in %	55,10	57,50	38,19	72,10	56,88	56.59
In den zweit. 5 HVTg. in %	51,44	53,64	34,73	81,92	55,76	54,75
Im Mittel in %	53,27	55,77	36,46	77,01	56,32	55,67
Schaf B						
In den ersten 5 HVTg. in %	50,39	52,39	31,97	75,43	54,94	53,75
In den zweit. 5 HVTg. in %	43,69	45,97	20,85	69,42	50,02	47,56
Im Mittel in %	47,04	49,18	26,41	72,43	52,48	50,66
Mittel v. Schaf A u. B in %	50,16	52,48	31,44	74,72	54,40	53,17

Tabelle 37. *Differenzen zwischen der durchschnittlichen Verdaulichkeit des Heues in Versuch 12 *), 13 u 14*

	Organ. Substanz	Roh-protein	Rohfett	Rohfaser	N-freie Extraktst.
Schaf A					
Differenz ± zwischen Vers. 12, 1000 g Heu + 250 g Soja und Versuch 13, 1000 g Heu + 400 g Soja	−0,13	+3,05	−14,42	+0,72	−0,70
Differenz ± zwischen Vers. 12, 1000 g Heu + 250 g Soja und Versuch 14, 1000 g Heu + 550 g Soja	−2,04	+5,68	−25,36	+2,86	−3,13
Differenz ± zwischen Vers. 13 und 14	−1,91	+2,63	−10,94	+2,14	−2,43
Schaf B					
Differenz ± zwischen Vers. 12, 1000 g Heu + 250 g Soja und Versuch 13, 1000 g Heu + 400 g Soja	+1,12	+5,30	−13,98	+4,04	−0,94
Differenz ± zwischen Vers. 12, 1000 g Heu + 250 g Soja und Versuch 14, 1000 g Heu + 550 g Soja	+3,75	+13,70	−21,18	+5,61	+1,52
Differenz ± zwischen Vers. 13 und 14	+2,63	+8,40	− 7,20	+1,57	+2,46

*) sind die Ø Verdaulichkeitswerte von Versuch 6 u. 7 (Tab. 15 u. 16).

Wie aus Tabelle 37 zu ersehen ist, verursachte die Erhöhung der Sojazulagen von 250 g auf 400 bzw. 550 g eine *Abnahme der Verdaulichkeit des Rohproteins*, während die Unterschiede bei der Rohfaser und den N-freien Extraktstoffen keinen signifikanten Einfluß der verschieden hohen Sojazulagen auf die Verdaulichkeit erkennen lassen. Besonders hervortretend zeigt sich für beide Schafe mit steigenden Sojazulagen eine beim Rohfett zu beobachtende Verbesserung der Verdaulichkeit, die bei 550 g Zulage bei Schaf B 21,18% beträgt.

Varianzanalyse.

Tabelle 38. *F Werte für die einzelnen Streuungsursachen der Versuchsreihe mit verschieden hohen Eiweißzulagen bei einer Grundfuttermenge von 1000 g Heu*

Streuungs-ursache	FG	Organ. Substanz			Rohprotein			Rohfett		
		SQ	s^2	F	SQ	s^2	F	SQ	s^2	F
Quantitäten (A)	2	1,90	0,95	0,17	189,22	94,61	8,82	1101,30	550,65	80,74
Schafe (B) . .	1	27,91	27,91	5,06	88,02	88,02	8,20	12,20	12,20	1,79
Zeitperioden (C)	1	5,47	5,47	0,99	7,52	7,52	0,70	1,14	1,14	0,17
WW AB . . .	2	17,06	8,53	1,55	34,05	17,03	1,59	10,08	5,04	0,74
WW AC . . .	2	21,71	10,86	1,97	50,08	25,04	2,33	53,22	26,61	3,90
WW BC . . .	1	5,20	5,20	0,94	10,64	10,64	0,99	71,54	70,54	10,49
WW ABC . .	2	11,04	5,52	—	21,46	10,73	—	13,64	6,82	—
Gesamtmaterial	11	90,29	—	—	400,99	—	—	1263,12	—	—

Tabelle 38 (Fortsetzung)

Streuungsursache	FG	Rohfaser SQ	Rohfaser s^2	Rohfaser F	N-freie Extraktstoffe SQ	N-freie Extraktstoffe s^2	N-freie Extraktstoffe F	F. Tab.
Quantitäten (A)	2	36,77	18,39	4,10	1,71	0,86	0,13	19,00
Schafe (B) .	1	29,77	29,77	6,65	9,90	9,90	1,55	18,50
Zeitperioden (C)	1	3,94	3,94	0,88	1,40	1,40	0,22	18,50
WW AB . . .	2	6,13	3,07	0,69	15,23	7,62	1,19	19,00
WW AC . . .	2	6,84	3,42	0,76	16,71	8,36	1,31	19,00
WW BC . . .	1	2,51	2,51	0,56	12,61	12,61	1,97	18,50
WW ABC . .	2	8,95	4,48	—	12,79	6,40	—	—
Gesamtmaterial	11	94,91	—	—	70,35	—	—	—

Tabelle 39. *Werte von t u P für die bei Schaf A u. B zwischen der durchschnittlichen Verdaulichkeit des Heues in den Versuchen 12 (1000 g Heu + 250 g Soja), Versuch 13 (1000 g Heu + 400 g Soja) und Versuch 14 (1000 g Heu + 550 g Soja) ermittelten Differenzen*

Vergleich	Nährstoff	sd	*Schaf A* Diff. ±	*Schaf A* t	*Schaf A* P %	*Schaf B* Diff. ±	*Schaf B* t	*Schaf B* P %
Prüfung der Differenzen zwischen Versuch 12 und Versuch 13	Organ. Substanz	2,35	− 0,13	0,06	93,00	+ 1,12	0,47	66,7
	Rohprotein . .	3,28	+ 3,05	0,93	46,30	+ 5,30	1,62	25,0
	Rohfett	2,61	−14,42	5.52	3,15	−13,98	5,36	3,25
	Rohfaser . . .	2,12	+ 0,72	0,34	79,30	+ 4,04	1,91	19,8
	N-freie Extraktst.	2,53	− 0,70	0,28	79.30	− 0,94	0,37	72,7
Prüfung der Differenzen zwischen Versuch 12 und Versuch 14	Organ. Substanz	2,35	− 2,04	0,87	46,30	+ 3,75	1,60	25,0
	Rohprotein . .	3,28	+ 5,68	1,55	25,00	+13,70	4,18	5,20
	Rohfett	2,61	−25,36	9,71	0,98	−21,18	8,11	1,52
	Rohfaser . . .	2,12	+ 2,86	1,35	29,60	+ 5,61	2,65	11,4
	N-freie Extraktst.	2,53	− 3,13	1,24	35.30	+ 1,52	0,60	61.0
Prüfung der Differenzen zwischen Versuch 13 und 14	Organ. Substanz	2,35	1,91	0,81	50,70	+ 2,63	1,15	38,6
	Rohprotein . .	3,28	+ 2,63	0,80	50,70	+ 8,40	2,56	12,10
	Rohfett	2.61	−10,94	4,19	5.20	− 7,20	2,76	10,7
	Rohfaser . . .	2,12	+ 2.12	1,01	42,20	+ 1,57	0,74	55,7
	N-freie Extraktst.	2,53	− 2,43	0,96	42,20	+ 2,46	0,97	42,2

Laut F Test ergeben sich, wie aus Tabelle 38 zu ersehen, nur beim Rohfett innerhalb der Quantitäten statistisch gesicherte Differenzen.

Annähernd das gleiche Ergebnis zeigt die Prüfung der bei beiden Schafen zwischen den einzelnen Versuchen auftretenden Differenzen mittels *t Test* (Tab. 39).

Trotz der beim *Rohprotein* auftretenden Differenzen von 2,63 bis 5,68% bei Schaf A und 5,30 bis 13,70% bei Schaf B ergibt sich nur für den bei Schaf B zwischen Versuch 12 (1000 g Heu + 250 g Soja) und Versuch 14 (1000 g Heu + 550 g Soja) ermittelten Unterschied von 13,7% eine schwache statistische Sicherung. Die damit erfolgte weite Abgrenzung der Zufallsabweichungen, die den wirklichen Verhältnissen nicht zu entsprechen scheint, dürfte ihren Grund in den erheblichen Schwankungen der 5-tägigen Verdauungskoeffizienten haben. Da diese aber keineswegs wahllos auftreten, sondern die der zweiten 5-tägigen Analyse stets kleiner sind als die der ersten, ergibt sich vor allem bei Schaf B eine Abnahme der Verdaulichkeit noch innerhalb des Hauptversuches, die sich in der Weise erklären läßt, daß zu Beginn des Versuches die Tiere noch erhebliche Mengen Eiweiß resorbierten, während bei länger anhaltender Verabreichung größerer Gaben von Eiweißstoffen Störungen in der Aufschließung bzw. Resorption derselben eintraten. Es darf daher trotz dieses zunächst etwas verwirrenden statistischen Resultates festgestellt werden, daß mit steigender Sojazulage eine *Verdauungsdepression des Rohproteins* stattfand, die besonders stark bei Schaf B zu beobachten war.

Die Prüfung der zwischen den einzelnen Versuchen bei der *Rohfaser* sowie den *N-freien Extraktstoffen* auftretenden Differenzen mittels t Test ergab ebenfalls *keine statistische Sicherung*, weshalb sich auch für den bei Schaf B zwischen Versuch 12 und 14 ergebenden Unterschied von 5,61% ein einwandfreier Einfluß der Sojazulagen nicht feststellen läßt. Lediglich die Tatsache, daß Schaf B in diesen Versuchen die Tendenz zeigt, bei steigender Sojazulage mit einer geringen Abnahme der Verdaulichkeit zu reagieren, läßt einen negativen Einfluß derselben als möglich erscheinen.

Somit geht gleichzeitig aus diesen Ergebnissen hervor, daß die von WOLFF, WEISKE, KELLNER, HENNEBERG, STOHMANN und FINGERLING[22] sowie HOFMEISTER und HAUBNER[17] gefundene Erscheinung der erneut ansteigenden Verdaulichkeit bei einem durch Eiweißzulagen normalisierten weiten *Eiweißverhältnis* nur dann Geltung haben dürfte, wenn die Erweiterung des Eiweißverhältnisses und die damit verbundene Verdauungsdepression durch Zulagen kohlehydratreicher Futtermittel erwirkt wurde. Beruht dagegen ein weites Eiweißverhältnis und eine Abnahme der normalen Verdaulichkeit auf einem erhöhten Rohfasergehalt des Futters bzw. Rohfaserzulagen, so vermag, wie aus diesen Versuchen klar hervorgeht, eine Normalisierung desselben durch eine Sojazulage die bestehende Verdauungsdepression des Grundfutters nicht wieder rückgängig machen.

Eine Prüfung der beim *Rohfett* auftretenden Unterschiede mittels t Test zeigt für alle Vergleiche bei den Schafen eine statistische Sicherung, so daß anzunehmen ist, daß den vor allem zwischen Versuch 12 (1000 g Heu + 250 g Soja) sowie Versuch 14 (1000 g Heu + 550 g Soja) ermittelten Differenzen von 25,36% bei Schaf A und 21,18% bei Schaf B ein wirklicher Einfluß der Sojazulagen zugrunde liegt, wobei mit steigender Sojamenge die Verdaulichkeit des Rohfettes zunahm.

2. *Versuche mit verschieden hohen Eiweißzulagen bei einer Grundfutter-Menge von 600 g Heu c.*

Im Anschluß an die letzten drei Versuche (12, 13 und 14) schien es von besonderem Interesse, auch den Einfluß verschiedener Eiweißzulagen auf die Verdaulichkeit eines nur aus 600 g Heu bestehenden Grundfutters zu untersuchen.

Es wurden aus diesem Grunde zwei Versuche (15 und 16, Tabelle 40 und 41) mit einer Sojaschrotzulage von 250 und 550 g durchgeführt, die Verdaulichkeit des Sojaschrotes auf die entsprechend im Versuch 12 ermittelten prozentualen Werte umgerechnet und das sich dabei ergebende Plus oder Minus auch hier dem Grundfutter zu- bzw. abgezogen.

Tabelle 40. *Versuch 15, 600 g Heu (c) + 250 g Sojaschrot*

Heutrockensubstanz: 90,0 %
Sojatrockensubstanz: 92,31 %
Eiweißverhältnis des Grundfutters Schaf A 1 : 6,85, Schaf B 1 : 7,2
" " Gesamtfutters " A 1 : 2,33, " B 1 : 2,4
Ausgeschiedene unverdaut. org. Subst. " A 2360 g
" " " " " B 2320 g
Gewicht zu Beginn des Versuches " A 70,0 kg Schaf B 62,26 kg
Gewicht am Ende des Versuches " A 69,4 kg " B 60,90 kg
Ergibt eine Abnahme von " A 0.6 kg " B 1,36 kg

Verdaulichkeitswerte des Heufutters

	Trocken-substanz	Organ. Substanz	Roh-protein	Rohfett	Rohfaser	N-freie Extraktst.
Schaf A						
In den ersten 5 HVTg. iu %	47,34	50,89	45,97	50,18	55,52	49,08
In den zweit. 5 HVTg. in %	54.25	57,25	53,81	55,67	63,09	54,21
Im Mittel in %	50,80	54,07	49,89	52,93	59,31	51,65
Schaf B						
In den ersten 5 HVTg. in %	53,56	56,75	46,57	57,07	63,31	55,00
In den zweit. 5 HVTg. in %	48,40	52,28	41,77	60,71	60,98	48,68
Im Mittel in %	50,98	54,52	44,17	58,89	62,15	51,84
Mittel v. Schaf A u. B in %	50,89	54,30	47,03	55,91	60,73	51,75

Tabelle 41. *Versuch 16, 600 g Heu (c) + 550 g Sojaschrot*

Heutrockensubstanz: 91,29 %
Sojaschrottrockensubstanz: 92,51 %
Eiweißverhältnis des Gesamtfutters Schaf A 1 : 1,67 Schaf B 1 : 1,74
Ausgeschiedene unverdaut. org. Substanz Schaf A 2690 g
" " " " " B 2430 g
Gewicht zu Beginn des Versuches Schaf A 75,9 kg Schaf B 67,7 kg
Gewicht am Ende des Versuches " A 74,0 kg " B 67,5 kg
Ergibt eine Abnahme von " A 1,9 kg " B 0,2 kg

Verdaulichkeitswerte des Heufutters

	Trocken-substanz	Organ. Substanz	Roh-protein	Rohfett	Rohfaser	N-freie Extraktst.
Schaf A						
In den ersten 5 HVTg. in %	48,48	52,41	41,21	53,76	58,86	50,97
In den zweit. 5 HVTg. in %	47,14	52,46	38,57	66,14	60,43	50,03
Im Mittel in %	47,81	52,44	39,89	59,95	59,65	50,50
Schaf B						
In den ersten 5 HVTg. in %	54,18	57,81	39,38	62,33	66,28	56,82
In den zweit. 5 HVTg. in %	51,27	55,01	35,08	76,83	65,42	52,14
Im Mittel in %	52,73	56,41	37,23	69,58	65,85	54,48
Mittel v. Schaf A u. B in %	49,94	54.44	38.90	67,86	63,14	52.26

Während des 16. Versuches wurden ein besonders erhöhter Wasserverzehr und eine vermehrte Harnausscheidung beobachtet. Ferner ergab sich gleichzeitig mit einem größeren Wassergehalt des Kotes eine bedeutend verstärkte Schleimhülle der Kotballen.

Tabelle 42. *Differenzen zwischen der durchschnittlichen Verdaulichkeit des Heues in Versuch 8 u. 9, 15 u 16*

	Organ. Substanz	Roh-protein	Rohfett	Rohfaser	N-freie Extraktst.
Schaf A					
Differenz ± zwischen ∅ von Vers. 8 u. 9, 600 g Heu u. Vers. 15, 600 g Heu + 250 g Soja	−0,41	+1,75	+7,57	+1,83	−3,09
Differenz ± zwischen ∅ von Vers. 8 u. 9, 600 g Heu und Vers. 16, 600 g Heu + 550 g Soja	+1,22	+11,75	+0,55	+1,49	−1,94
Differenz ± zwischen Vers. 15, 600 g Heu + 250 g Soja, u. Vers. 16, 600 g Heu + 550 g Soja	+1,63	+10,00	−7,02	−0,34	−1,15
Schaf B					
Differenz ± zwischen Vers. 8, 600 g Heu u. Vers. 15, 600 g Heu + 250 g Soja	+1,67	+8,14	+4,99	+1,49	−0,28
Differenz ± zwischen Vers. 8, 600 g Heu u. Vers. 16, 600 g Heu + 550 g Soja	−0,22	+15,08	−5,70	−2,21	−2,92
Differenz ± zwischen Vers. 15, 600 g Heu + 250 g Soja, u. Vers. 16, 600 g Heu + 550 g Soja	−1,89	+6,94	−10,69	−3,70	−2,64

Wie in der vorausgegangenen Versuchsreihe bei 1000 g Heu, so läßt sich auch in den Versuchen 15 und 16 bei 600 g Heu mit steigender Eiweißzulage bei beiden Schafen eine einwandfreie *Abnahme* der *Verdaulichkeit* für das *Rohprotein* und ein mehr oder weniger indifferentes Verhalten der *Rohfaser* und *N-freien Extraktstoffe* feststellen, was auch durch die folgende statistische Prüfung klar hervortritt.

Varianzanalyse.

Tabelle 43. *F Werte für die einzelnen Streuungsursachen der Versuchsreihe mit verschieden hohen Eiweißzulagen bei einer Grundfuttermenge von 600 g*

Streuungs-ursache	FG	Organ. Substanz			Rohprotein			Rohfett		
		SQ	s^2	F	SQ	s^2	F	SQ	s^2	F
Quantitäten (A)	2	0,83	0,42	0,09	368,74	184,37	20,49	165,01	82,51	13,64
Schafe (B) . .	1	16,10	16.10	3,53	19,50	19,50	2,17	119,70	119,70	19,79
Zeitperioden (C)	1	0.80	0,80	0,18	0,30	0,30	0,03	50,84	50,84	8,40
WW AB . . .	2	6,21	3,11	0.68	20,51	10,26	1,14	19,43	9,72	1,61
WW AC . . .	2	5,73	2,87	0,63	22,27	11,14	1,24	180,79	90,40	14,94
WW BC . . .	1	27,30	27,30	6,00	24,37	24,37	2,71	4,44	4,44	0,73
WW ABC . .	2	9,12	4,56	—	17,99	9,00	—	12.10	6.05	—
Gesamtmaterial	11	66,09	—	—	473,68	—	—	552,31	—	—

Tabelle 43 (Fortsetzung)

Streuungsursache	FG	Rohfaser SQ	Rohfaser s^2	Rohfaser F	N-freie Extraktstoffe SQ	N-freie Extraktstoffe s^2	N-freie Extraktstoffe F	F. Tab.
Quantitäten (A)	2	9,37	4,69	1,00	12,39	6,20	1,57	19,00
Schafe (B) . .	1	44,47	44,47	9,48	17,03	17,03	4.31	18,50
Zeitperioden (C)	1	13,87	13,87	2,96	1,68	1,68	0,43	18,50
WW AB . . .	2	8,35	4,18	0,89	7,62	3,81	0,96	19,00
WW AC . .	2	5,50	2,75	0,59	8,25	4,13	1,05	19,00
WW BC . . .	1	18,00	18,00	3,84	36,42	36,42	9,22	18,50
WW ABC . .	2	9,37	4,69	—	7,89	3,95	—	—
Gesamtmaterial	11	108,93	—	—	91,28	—	—	—

Wie aus Tabelle 43 ersichtlich, ergibt die statistische Prüfung *mittels F Test* beim *Rohprotein* innerhalb der Quantitäten beim *Rohfett* zwischen den beiden Schafen *statistisch gesicherte Differenzen.*

Tabelle 44. *Werte von t u P für die bei Schaf A u. B zwischen der durchschnittlichen Verdaulichkeit des Heues in den Versuchen 8 u. 9 (600 g Heu), 15 (600 g Heu + 250 g Soja) u. 16 (600 g Heu + 550 g Soja) ermittelten Differenzen*

Vergleich	Nährstoff	sd	*Schaf A* Diff. ±	*Schaf A* t	*Schaf A* P %	*Schaf B* Diff. ±	*Schaf B* t	*Schaf B* P %
Prüfung der Differenzen zwischen ∅ Versuch 8 u. 9 und Versuch 15	Organ. Substanz	2,14	− 0,41	0,19	86,00	+ 1,67	0,78	50,70
	Rohprotein . .	3,00	+ 1,75	0,58	61,00	+ 8,14	2,71	11,40
	Rohfett	2,46	+ 7,57	3,08	9,10	+ 4,99	2,03	18,40
	Rohfaser . . .	2,17	+ 1 83	0,84	50,70	+ 1,49	0,69	55,70
	N-freie Extraktst.	1,99	− 3,09	1,55	25,00	− 0,28	0,14	93,00
Prüfung der Differenzen zwischen ∅ Versuch 8 u. 9 und Versuch 16	Organ. Substanz	2,14	+ 1,22	0,57	61,00	− 0,22	0,10	93,00
	Rohprotein . .	3,00	+11,75	3,92	6,00	+15,08	5,03	3,80
	Rohfett	2,46	+ 0,55	0.22	86,00	− 5,70	2,32	14,80
	Rohfaser . . .	2,17	+ 1,49	0,69	55,70	− 2,21	1,02	42,20
	N-freie Extraktst.	1,99	− 1,94	0,98	42,20	− 2,92	1,47	27,20
Prüfung der Differenzen zwisehen Versuch 15 und Versuch 16	Organ. Substanz	2,14	+ 1,63	0,76	50,70	− 1,89	0,88	46,30
	Rohprotein . .	3,00	+10,00	3,33	8,10	+ 6,94	2,31	14,80
	Rohfett	2,46	− 7 02	2,86	10,10	−10,69	4,35	4,90
	Rohfaser . . .	2,17	− 0,34	0,16	86,00	− 3,70	1.71	23,10
	N-freie Extraktst.	1,99	+ 1,15	0,58	61,00	− 2,64	1,33	32,20

Laut *t Test* (Tabelle 44) lassen sich statistisch gesicherte Differenzen nur bei Schaf B nachweisen, wo der Unterschied von 15,08% beim Rohprotein zwischen dem Grundversuch und Versuch 16 mit einer Zulage von 550 g Sojaschrot einen P Wert von 3,7 % und der Unterschied von 10,69 % beim Rohfett zwischen Versuch 15 und 16 einen P Wert von 4,9% aufweisen.

Bei Schaf A ergeben sich für die beim Rohprotein auftretenden Differenzen von 11,75% zwischen dem Grundversuch und Versuch 16 sowie 10% zwischen Versuch 15 und 16 P Werte von 6 bzw. 8,1%, die dem theoretischen Grenzwert von 5% ziemlich nahe kommen, jedoch den großen Differenzen entsprechend zu hoch sind und die Abgrenzung der natürlichen Schwankungen, die sich durch die erhebliche Variabilität der 5-tägigen Verdauungskoeffizienten ergibt, als zu weit angesehen werden kann. Es darf somit analog zu der vorhergehenden Versuchsreihe festgestellt werden, daß der Einfluß verschieden hoher Eiweißzulagen auf die Verdaulichkeit eines aus 600 g Heu bestehenden Grundfutters sich nur auf das *Rohprotein* auswirkte. Dabei reagierten beide Schafe bei steigender Sojazulage mit einer Abnahme derselben.

Ein Einfluß auf die Verdaulichkeit der *Rohfaser* und der *N-freien Extraktstoffe* konnte infolge der zu geringen Differenzen nicht herausgestellt werden. Das *Rohfett* wurde von den Tieren bei 250 g Zulage schlechter, bei 550 g dagegen wieder besser verdaut, wobei ein klarer Einfluß der Sojazulagen infolge der erheblichen natürlichen Schwankungen der Verdaulichkeitswerte des Rohfettes fraglich sein dürfte.

3. *Ein Versuch mit einer Eiweißzulage von 550 g Sojaschrot zu einem Grundfutter von 1400 g Heu c.*

Leider konnte mit dieser Grundfuttermenge nur ein Differenzversuch durchgeführt werden (Tabelle 45). Zwecks Herausstellung eines eventuellen Einflusses wurde hier die Sojazulage gleich auf 550 g bemessen. Es ergab sich damit eine Gesamtfuttermenge von 1950 g, die von Schaf B vollständig verzehrt wurde, während Schaf A innerhalb der Hauptversuchsperiode ein Nachlassen der Freßlust beobachten ließ. Um ein vollständiges Auffressen des Futters zu gewährleisten, wurde einmal (am 6. Tage des Hauptversuches) nur eine halbe Tagesration — 700 g Heu und 275 g Sojaschrot — an Schaf A verabreicht.

Tabelle 45. *Versuch 17, 600 g Heu + 550 g Sojaschrot*

Heutrockensubstanz: 90,73 %
Sojatrockensubstanz: 91,94 %
Eiweißverhältnis des Grundfutters Schaf A 1 : 6,79 Schaf B 1 : 6,82
" " Gesamtfutters " A 1 : 2,35 " B 1 : 2,3
Ausgeschiedene unverdaut. org. Substanz Schaf A 5690 g
" " " " " B 6040 g
Gewicht zu Beginn des Versuches Schaf A 80,55 kg Schaf B 71,7 kg
Gewicht am Ende des Versuches " A 79,10 kg " B 72,5 kg
Ergibt eine Ab- bzw Zunahme von " A − 1,45 kg " B + 0,8 kg

Verdaulichkeitswerte des Heufutters

	Trockensubstanz	Organ. Substanz	Rohprotein	Rohfett	Rohfaser	N-freie Extraktst.
Schaf A						
In den ersten 5 HVTg. in %	47,47	50,86	42,38	58,54	58,26	47,64
In den zweit. 5 HVTg. in %	46,86	50,33	46,81	49,34	57,65	46,25
Im Mittel in %	47,17	50,60	44,60	53,94	57,96	46,95
Schaf B						
In den ersten 5 HVTg. in %	46,13	49,70	41,55	71,40	58,57	44,57
In den zweit. 5 HVTg. in %	46,03	48,98	41,23	45,00	57,32	45,54
Im Mittel in %	46,08	49,34	41,39	58,20	57,95	45,06
Mittel v. Schaf A u. B in %	46,63	49,97	43,00	56,07	57,96	46,01

Besonders auffallend war hier der hohe Feuchtigkeitsgehalt des Kotes, der bei Schaf A meist über 70%, bei Schaf B 65 bis 70% betrug, während er bei den übrigen Versuchen zwischen 50 bis 60% schwankte.

Die Differenzen zwischen der durchschnittlichen Verdaulichkeit des 11. Versuches (1400 g Heu) und des 17. Versuches (1400 g Heu + 550 g Soja betragen bei:

	Organ. Substanz	Rohprotein	Rohfett	Rohfaser	N-freie Extraktst.
Schaf A	+ 1,16	+ 5,69	− 1,92	+ 2,95	− 1,29
Schaf B	+ 1,70	+ 7,63	− 1,28	+ 0,78	+ 1,01

Somit verursachte die Eiweißzulage von 550 g Sojaschrot bei einer Grundfuttermenge von 1400 g Heu ebenfalls eine *deutliche Abnahme der Verdaulichkeit des Rohproteins*, während die Verdaulichkeit der *Rohfaser und N-freien Extraktstoffe* sowie des *Rohfettes keine wesentlichen Veränderungen* aufweisen; und die bei ihnen auftretenden Unterschiede als im Rahmen der Zufallsgrenzen liegend angesehen werden können, was durch die statistische Auswertung mittels F und t Test (Tabelle 46 u. 47) bestätigt wird.

Tabelle 46. *F Werte für die einzelnen Streuungsursachen der Versuche 11 u. 17*

Streuungsursache	FG	Organ. Substanz			Rohprotein			Rohfett		
		SQ	s^2	F	SQ	s^2	F	SQ	s^2	F
Quantitäten (A)	1	4,06	4,06	1,62	87,78	87,78	165,62	4,96	4,96	0,09
Schafe (B) . .	1	1,90	1,90	0,76	9,90	9,90	18,68	41,86	41,86	0,74
Zeitperioden (C)	1	0,78	0,78	0,31	7,03	7,03	13,26	93,16	93,16	1,64
WW AB . . .	1	0,16	0,16	0,06	1,91	1,91	3,60	0,16	0,16	—
WW AC . . .	1	0,01	0,01	0,01	0,04	0,04	0,08	240,91	240,91	4,25
WW BC . . .	1	2,77	2,77	1,10	7,04	7,04	13,28	21,46	21,46	0,38
WW ABC . .	1	2,51	2,51	—	0,53	0.53	—	56,69	56,69	—
Gesamtmaterial	7	12,19	—	—	114,23	—	—	459,20	—	—

Tabelle 46 (Fortsetzung)

Streuungsursache	FG	Rohfaser			N-freie Extraktstoffe			F. Tab.
		SQ	s^2	F	SQ	s^2	F	
Quantitäten (A)	1	5,95	5,95	3,52	0,03	0,03	0,01	19,00
Schafe (B) . .	1	3,00	3,00	1,78	1,05	1,05	0,14	18,50
Zeitperioden (C)	1	0,66	0,66	0,39	2,10	2,10	0,28	18,50
WW AB . . .	1	2,77	2,77	1,64	2,77	2,77	0,37	19,00
WW AC . . .	1	0,29	0,29	0,17	1,37	1,37	0,19	19,00
WW BC . . .	1	3,26	3,26	1,93	1,37	1,37	0,19	18,50
WW ABC . .	1	1,69	1,69	—	7,39	7,39	—	—
Gesamtmaterial	7	17,62	—	—	16,08	—	—	—

Tabelle 47. *Werte von t u. P für die bei Schaf A u. B zwischen der durchschnittlichen Verdaulichkeit von Versuch 11 (1400 g Heu) und Versuch 17 (1400 g Heu + 550 g Soja)*

Vergleich	Nährstoff	sd	*Schaf A*			*Schaf B*		
			Diff. ±	t	P %	Diff. +	t	P %
Prüfung der Differenzen zwischen Versuch 11 und Versuch 17	Organ. Substanz	1,58	+ 1,16	0,73	55,70	+ 1,70	1,08	38,60
	Rohprotein . .	0,73	+ 5,69	7,79	1,60	+ 7,63	10,45	0,98
	Rohfett	7,53	− 1,92	0,25	79,30	− 1,28	0,17	86,00
	Rohfaser . . .	1,30	+ 2,95	2,27	14,80	+ 0,78	0,60	61,00
	N-freie Extraktst.	2,72	− 1,29	0,47	66,70	+ 1,01	0,37	72,70

IV. Vergleich zwischen dem Einfluß verschieden hoher Sojazulagen bei verschiedenen Grundfuttermengen

Ein Vergleich der Ergebnisse der einzelnen Versuchsreihen — wobei jeweils verschiedene Grundfuttermengen zur Anwendung gelangten — läßt erkennen, daß trotz der sich innerhalb jeder Versuchsreihe deutlich zeigenden Abnahme der Rohproteinverdauung ein Einfluß der Grundfuttermenge dahingehend festzustellen ist, daß die Größe der jeweiligen Verdauungsminderung je nach der Grundfuttermenge verschieden war.

Verdaulichkeit des Rohproteins

		Schaf A	*Schaf B*
1. Vergleich	bei 600 g Heu Versuch 9	51,64 %	52,31 %
	bei 600 g Heu + 550 g Soja Versuch 16	39,80 %	37,23 %
	Differenz:	11,75 %	15,08 %
2. Vergleich	bei 1000 g Heu ∅ Versuch 6 und 7 . .	42,14 %	40 11 %
	bei 1000 g Heu + 550 g Soja Versuch 14	36,46 %	26,41 %
	Differenz:	5,68 %	13,70 %
3. Vergleich	bei 1400 g Heu Versuch 11	50,29 %	49,02 %
	bei 1400 g Heu + 550 g Soja Versuch 17	44,60 %	41,39 %
	Differenz:	5,69 %	7,63 %

Während 550 g Sojazulage bei 1400 g Heu eine Verdauungsdepression von 5,69% bei Schaf A und 7,63% bei Schaf B verursachen, ergibt sich bei 600 g Heu eine Depression von 11,75% bei Schaf A und 15,08% bei Schaf B.

Wenn auch die Differenzen bei 1000 g Heu bei Schaf A u. B mit 5,68% bzw. 13,70% recht unterschiedlich sind, und auch das hier verwendete qualitätsmäßig minderwertigere Heu b keine einwandfreie Beziehung zu den übrigen Versuchen gestattet, darf doch festgestellt werden, daß mit steigender Grundfuttermenge der negative Einfluß einer aus 550 g Sojaschrot bestehenden Eiweißzulage geringer wird, also das Gegenteil von dem eintritt, was bei der Verfütterung erhöhter Grundfuttermengen zu beobachten war. Aus diesem Grunde dürfte die Vermutung naheliegen, daß die sich bei erhöhten Grundfuttergaben ohne Sojaschrotzulage ergebende Verdaulichkeitsabnahme durch eine mittlere Eiweißzulage zunächst aufgehoben wird, um jedoch bei weiterer Steigerung derselben eine erneute Depression in der Verdaulichkeit des Rohproteins zu bewirken. So kommt es, daß der Unterschied zwischen der Verdaulichkeit von Versuch 16 u. 17 nur 4,71% bzw. 4,06% beträgt, wobei die Verdaulichkeit des Rohproteins in Versuch 17 um diesen Wert höher ist als in Versuch 16:

		Schaf A	*Schaf B*
Versuch 16	600 g Heu + 550 g Sojaschrot	39,89 %	37,33 %
„ 17	1400 g Heu + 550 g Sojaschrot	44,60 %	41,39 %
	Differenz:	4,71 %	4,06 %

Die in allen 3 Versuchsreihen mit steigender Sojaschrotzulage sich zeigende geringe Abnahme der Rohfaserverdauung sowie die wechselnden geringen Schwankungen der Verdaulichkeit der N-freien Extraktstoffe lassen einen besonderen Einfluß der verschiedenen Grundfuttermengen nicht hervortreten.

In der Verdaulichkeit des Rohfettes bei 550 g Sojazulage macht sich dagegen wieder ein Einfluß der Grundfuttermengen geltend. Während bei 1000 g Heu die höchste Verdaulichkeit in Erscheinung tritt, vermindert sich dieser positive Einfluß bei 600 g u. 1400 g.

V. Zusammenfassung und Diskussion der Ergebnisse des zweiten Hauptteiles B

Auf Grund der in Tabelle 48 zusammengefaßten Differenz- und P Werte der im Hauptteil B besprochenen Differenzversuche kann in bezug auf den Einfluß steigender Sojazulagen auf die Verdaulichkeit der einzelnen Nährstoffe des jeweils aus verschieden hohen Mengen bestehenden Grundfutters folgendes festgestellt werden: Im Hinblick auf den Einfluß erhöhter Sojazulagen auf die Verdaulichkeit des *Rohproteins* zeigt sich, daß die zwischen den einzelnen Versuchen mit verschieden hohen Sojamengen auftretenden Differenzwerte von 1,75% bis 11,75% bei Schaf A und 5,30% bis 15,08% bei Schaf B je nach der Grundfuttermenge eine verschiedene statistische Bewertung erfahren. So ergibt sich beispielsweise für die zwischen Versuch 12 (1000 g Heu u. 250 g Soja) und Versuch 14 (1000 g Heu + 550 g Soja) bei Schaf B auftretende Differenzen von 13,70% nur eine schwache statistische Sicherung, während die bei Schaf A zwischen Versuch 11 (1400 g Heu) und Versuch 17 (1400 g Heu + 550 g Soja) sich ergebende Differenz von nur 5,69% einen P Wert von 1,60% erkennen läßt und damit statistisch als gut gesicherter Unterschied zu werten ist. Der Grund für diese Erscheinung ist in der Tatsache zu sehen, daß vor allem in Versuch 14 (1000 g Heu + 550 g Soja — Tabelle 36) sowie in Versuch 16 (600 g Heu + 550 g Soja — Tabelle 41) bei den 5-tägigen Verdauungskoeffizienten Schaf A die Tendenz zeigt, das Rohprotein in der zweiten Hälfte dieser Versuche stets schlechter zu verdauen als in der ersten Hälfte, so daß beispielsweise allein die Differenz zwischen den Verdauungskoeffizienten der ersten 5 HVTage von Versuch 14 und den Verdauungskoeffizienten der zweiten 5 HVTage des gleichen Versuches 11,12%

Tabelle 48. *Differenzen *) und Werte von P der V., VI. und VII. Versuchsreihen*

Versuchsreihe	Versuchsvergleiche	Nährstoff	*Schaf A* Diff. ±	*Schaf A* P %	*Schaf B* Diff. ±	*Schaf B* P %	Grenzwert %
V. Vers.-R. mit einem Grundfutter von 1000 g Heu b	Vergleich zw. Vers. 12 (1000 g Heu + 250 g Soja) u. Vers. 13 (1000 g Heu + 400 g Soja)	Organ. Substanz	− 0,13	93,00	+ 1,12	66,70	5
		Rohprotein	+ 3,05	46,30	+ 5,30	25,00	5
		Rohfett	−14,42	3,15	−13,98	3,25	5
		Rohfaser	+ 0,72	79,30	+ 4,04	19,80	5
		N-freie Extraktst.	− 0,70	79,30	− 0,94	72,70	5
	Vergleich zw. Vers. 12 (1000 g Heu + 250 g Soja) u. Vers. 14 (1000 g Heu + 550 g Soja)	Organ. Substanz	− 2,04	46,30	+ 3,75	25,00	5
		Rohprotein	+ 5,68	25,00	+13,70	5,20	5
		Rohfett	−25,36	0,98	−21,18	1,52	5
		Rohfaser	+ 2,86	29,60	+ 5,61	11,40	5
		N-freie Extraktst.	− 3,13	35,30	+ 1,52	61,00	5
	Vergleich zw. Vers. 13 (1000 g Heu + 400 g Soja) u. Vers. 14 (1000 g Heu + 550 g Soja)	Organ. Substanz	− 1,91	50,70	+ 2,63	38 60	5
		Rohprotein	+ 2,63	50,70	+ 8,40	12,10	5
		Rohfett	−10,94	5,20	− 7,20	10,70	5
		Rohfaser	+ 2,14	42,20	+ 1,57	55,70	5
		N-freie Extraktst.	− 2,43	42,20	+ 2,46	42,20	5
VI. Vers.-R. mit einem Grundfutter von 600 g Heu c	Vergleich zw. ∅ von Vers. 8 + 9 (600 g Heu) und Versuch 15 (600 g Heu + 250 g Soja)	Organ. Substanz	− 0,41	86,00	+ 1,67	50,70	5
		Rohprotein	+ 1,75	61,00	+ 8,14	11,40	5
		Rohfett	+ 7,57	9,10	+ 4,99	18,40	5
		Rohfaser	+ 1,83	50,70	+ 1,49	55,70	5
		N-freie Extraktst.	− 3,09	25,00	− 0,28	93,00	5
	Vergleich zw. ∅ von Vers. 8 + 9 (600 g Heu) und Versuch 16 (600 g Heu + 550 g Soja)	Organ. Substanz	+ 1,22	61,00	− 0,22	93,00	5
		Rohprotein	+11,75	6,00	+15,08	3,80	5
		Rohfett	+ 0,55	86,00	− 5,70	14,80	5
		Rohfaser	+ 1,49	55,70	− 2,21	42,20	5
		N-freie Extraktst.	− 1,94	42,20	− 2,92	27,20	5
	Vergleich zw. Vers. 15 (600 g Heu + 250 g Soja) u. Vers. 16 (600 g Heu + 550 g Soja)	Organ. Substanz	+ 1.63	50.70	− 1,89	46,30	5
		Rohprotein	+10,00	8,10	+ 6,94	14,80	5
		Rohfett	− 7,02	10,10	−10,69	4,90	5
		Rohfaser	− 0,34	86,00	− 3,70	23,10	5
		N-freie Extraktst.	+ 1,15	61,00	− 2,64	32,20	5
VII. V.R m. einem Grundfutter v. 1400 g Heu c	Vergleich zw. Vers. 11 (1400 g Heu) u. Vers. 17 (1400 g Heu + 550 g Soja)	Organ. Substanz	+ 1,16	55,70	+ 1,70	38,60	5
		Rohprotein	+ 5,69	1,60	+ 7,63	0,98	5
		Rohfett	− 1,92	79,30	− 1,28	86,00	5
		Rohfaser	+ 2,95	14,80	+ 0,78	61,00	5
		N-freie Extraktst.	− 1,29	66,70	+ 1,01	72,70	5

*) Ein + Zeichen vor den in Spalte 4 und 6 angegebenen Differenzwerten bedeutet eine bessere Verdaulichkeit für den in Spalte 2 zuerst angeführten Versuch gegenüber dem zweitgenannten Vergleichsversuch.

beträgt. Diese erhebliche Schwankung innerhalb der 5-tägigen Verdaulichkeitswerte findet natürlich bei der Berechnung des Differenzfehlers (sd) Berücksichtigung, so daß er, wie auch in den Tabellen 39 und 44 ersichtlich, relativ hoch ausfällt, was bei der Prüfung der zwischen den einzelnen Versuchen auftretenden Differenzen stets einen geringen t Wert zur Folge hat. Somit wirkt hier das statistische Ergebnis etwas verwirrend, obwohl in Wirklichkeit *klar und übereinstimmend* aus den Resultaten der drei im Hauptteil B besprochenen Versuchsreihen mit jeweils verschiedenen Grundfuttermengen *hervorgeht,* daß mit *steigender Sojazulage eine Abnahme der Verdaulichkeit des Rohproteins* stattfindet, die besonders stark bei einer Grundfuttermenge von 600 g Heu in Erscheinung tritt. Damit ergibt sich im Hinblick auf die Ergebnisse von SCHULZE und MAERKFR [26] sowie FLEISCHER und MÜLLER [12] insofern nur eine bedingte Ubereinstimmung, als SCHULZE und MAERKER die größte Verdauungsdepression bei einem Grundfutter von 1000 g beobachteten, während FLEISCHER und MÜLLER eine geringere Abnahme bei einem Grundfutter von nur 863 g erhielten. Gleichzeitig bestätigen die in meinen Versuchen erhaltenen Ergebnisse die einleitend gegenüber den Versuchen von AXELSSON und MORGEN [2, 1, 37] geäußerten methodischen Mängel für eine Ermittlung des Einflusses einer Eiweißzulage auf die Verdaulichkeit der einzelnen Nährstoffe.

Eine *deutliche Beeinflussung* der Verdaulichkeit der *Rohfaser* durch steigende Sojazulagen konnte in diesen Versuchen *nicht ermittelt werden.* Obwohl sich für alle zwischen den einzelnen Versuchen auftretenden Differenzen von 0,34 bis 2,92% bei Schaf A und 0,78 bis 5,61% bei Schaf B keine statistische Sicherung nachweisen läßt, dürfte sich mit Ausnahme von Schaf B im 16. Versuch (Tabelle 41) eine, wenn auch nur geringe abnehmende Tendenz in der Verdaulichkeit der Rohfaser bei steigenden Sojamengen beobachten lassen. Die Höhe der Grundfuttermenge scheint dabei nur eine untergeordnete Rolle zu spielen, zumal Schaf A den größten Unterschied von 2,95% zwischen Versuch 11 (1400 g Heu) und Versuch 17 (1400 g Heu + 250 g Soja) aufweist, während Schaf B die größte Differenz von 5,61% zwischen Versuch 12 (1000 g Heu + 250 g Soja) und Versuch 14 (1000 g Heu + 550 g Soja) erkennen läßt.

Im Vergleich zu den von HONCAMP [19], KERN [26] und WOLFF [5] gemachten Feststellungen, daß bei Verabreichung von steigenden Eiweißgaben keine Beeinflussung der Rohfaserverdauung stattfinden soll, ergibt sich damit hier eine klare Übereinstimmung, während die Ergebnisse und Ansichten von KELLNER [23, 24], STOHMANN [38], FLEISCHER und MÜLLER [12] sowie NEHRING [32] und USUELLI [42], die vor allem eine erhöhte Verdaulichkeit der Rohfaser durch Eiweißzulagen festgestellt haben, auf Ungenauigkeiten oder auch zu geringer Berücksichtigung der physiologischen Schwankungen zurückzuführen sein dürften; und der Versuch an Hunden von FERRARI [10] keine Parallele zu den Verhältnissen bei Wiederkäuern gestattet.

Ebenfalls kann von einer indirekt positiven Beeinflussung der Rohfaserverdauung durch das Bakterienleben, die von TAPPEINER [20] angenommen wurde, hier nicht die Rede sein. Dieser Frage scheint nur eine Bedeutung bei einem eiweißarmen Grundfutter zuzukommen, da in den von mir durchgeführten Versuchen nur eine bedingte Beeinflussung der Bakterienflora durch die zusätzlichen Eiweißgaben gegeben war. Auch eine hervortretende mechanische Wirkung der Panseninfusorien, die nach den Untersuchungen von FERBER [9] bei Eiweißzulagen bis zu einem bestimmten Maximum ansteigen sollen, ließ sich nicht beobachten.

Im Hinblick auf die Verdaulichkeit der *N-freien Extraktstoffe* kann auf Grund der zwischen den einzelnen Versuchen auftretenden Differenzen von 0,70 bis 3,13% bei Schaf A und 0,28 bis 2,92% bei Schaf B ein *Einfluß* durch die verschieden hohen Sojazulagen *nicht festgestellt werden*, so daß dieses Ergebnis mit den allgemeinen Angaben der Literatur konform geht.

Ein Einfluß der verschiedenen Sojazulagen auf die Verdaulichkeit des *Rohfettes* schien sich am stärksten in den Versuchen mit einer Grundfuttermenge von 1000 g Heu auszuwirken, wo mit steigender Zulage eine erhebliche Zunahme der Verdaulichkeit zu erkennen war, während bei 600 bzw. 1400 g Heu nur die Sojazulage von 550 g eine geringere bessere Verdaulichkeit in Erscheinung treten ließ. Dieser Befund steht damit klar im Gegensatz zu den Feststellungen von HONCAMP [19], der mit steigender Eiweißmenge eine erhebliche Depression der Rohfettverdauung beobachtete.

Ein Vergleich der Ergebnisse des Rohproteins, das mit steigender Sojazulage eine Verdauungsdepression erkennen ließ, mit denen der Rohfaser, deren Verdaulichkeit durch die verschieden hohen Sojamengen unverändert blieb oder nur unbedeutend abnahm, läßt vermuten, daß ein wirklicher Einfluß auf die Verdaulichkeit des *Grundfutterrohproteins*, wie er bei beiden Schafen im Versuch 16 (600 g Heeu + 550 g Soja) sowie bei Schaf A im Versuch 14 (1000 g Heu + 550 g Soja) auftritt, überhaupt nicht stattgefunden hat. So zeigt sich bereits im ersten Teil der Arbeit (Tabelle 5 Seite 88) eine klare Beziehung von Rohfaser- und Rohproteinverdauung, die in den vorher angeführten Versuchen nicht nachzuweisen ist. Es muß daher angenommen weerden, daß ein großer Teil des Sojaeiweißes infolge der verabreichten hohen Gaben in diesen Versuchen durch eine ungenügende Sekretion eiweißspaltender Verdauungssäfte nicht gelöst werden konnte und daher eine verminderte Verdauung und Resorption derselben eintrat.

VI. Schlußfolgerung für die praktische Tierernährung

Für die praktische Fütterung der Wiederkäuer kann aus diesen Versuchen geschlossen werden, daß eine optimale Verdauung der Nährstoffe stets bei einer mittelgroßen Rauhfuttermenge gewährleistet ist. Eine starke Verminderung der Rauhfutterquantität vermochte zwar vielfach die Verdaulichkeit, wie Schaf B zeigte, etwas zu erhöhen, jedoch war der dabei erzielte Gewinn nicht so bedeutend, daß damit der Gesamtnährstoffbedarf des Tieres gedeckt werden konnte, so daß Nährstoffmangel und eine ungenügende Füllung der Verdauungsorgane eine erhebliche Abmagerung und ungünstige Beeinflussung der gesamten Verdauungsvorgänge zur Folge hatte. Eine zu dieser Grundfuttermenge verabreichte Eiweißzulage deckte zwar den Nährstoffbedarf, befriedigte aber nicht das Hungergefühl der Tiere. Außerdem reagierten die Tiere bei dieser geringen Grundfuttermenge auf Eiweißzulagen am stärksten mit einer Verdauungsdepression des Rohproteins.

Die Verabreichung einer zu großen Rauhfutterration zieht ebenfalls anormale Verhältnisse in der Aufschließung und Verarbeitung der Futterstoffe nach sich, die gleichfalls in einer Abnahme der Verdaulichkeit sowie einem infolge der erhöhten motorischen Arbeit der Verdauungsorgane gesteigerten Erhaltungsbedarf an Nährstoffen zum Ausdruck kam. Somit verbleiben also nur die mittleren Rauhfuttermengen von 800—1200 g, die ja nach Art und Zusammensetzung des Beifutters mehr nach oben oder unten variieren können.

Es ist ebenfalls wichtig, hier zu beachten, daß eine über den wirklichen Bedarf hinausgehende Verabreichung von Eiweißzulagen stets eine Depression der Rohproteinverdauung nach sich zieht und keine, wie vielfach angenommen, Verbesserung der Rohfaserverdauung bewirkt wird.

Von praktischer Bedeutung ist weiter die bereits schon angeführte Beobachtung, daß auch wechselnde Futtermengen verschiedener Qualität die Verdaulichkeit der Hauptnährstoffe, Rohprotein, Rohfaser und N-freie Extraktstoffe nicht zu beeinflussen vermögen, sondern hier immer nur ein direkter Einfluß durch den Gehalt an Rohfaser resp. Lignin und Rohprotein stattfindet. Das bedeutet, daß bei Verfütterung eines schlechten Heues stets auch nur mittlere Gaben verabreicht und die fehlenden Nährstoffmengen durch Zulagen hochverdaulicher Kraftfuttermittel ergänzt werden sollen, da unter den so gegebenen Umständen die relativ höchste Ausnutzung gewährleistet ist.

Aus all diesen Beobachtungen ergibt sich eine klare Bestätigung der auch schon von NEHRING [32] gemachten Feststellung, daß für eine richtige Fütterung der Wiederkäuer zwei wichtige physiologische Voraussetzungen erfüllt sein müssen:

1. eine ausreichende, der Leistung des Tieres entsprechende Nährstoffversorgung und
2. eine genügende Füllung der Verdauungsorgane.

Ein harmonisches Ineinandergreifen und Abstimmen dieser beiden Faktoren bei der Aufstellung der Futterration wird auch stets eine optimale Verdauung der einzelnen Nährstoffe gewährleisten. Eine Berücksichtigung der Ballastmenge sowie des Eiweißverhältnisses erweist sich in diesem Falle als überflüssig.

VII. Zusammenfassung

Bei zwei Hammeln wurde der Einfluß verschiedener Rauhfuttermengen sowie verschiedener Eiweißzulagen bei verschiedenen Grundfuttermengen auf die Verdaulichkeit der Nährstoffe untersucht. Als Rauhfuttermittel gelangten drei qualitätsmäßig verschiedene Heuproben und als Eiweißfutter Sojaschrot zur Anwendung.

Der allen Versuchen zugrunde liegende 10-tägige Hauptversuch wurde im Versuch 1 in fünf 2-tägige und in allen anderen Versuchen in zwei 5-tägige Gesamtanalysen unterteilt und die erhaltenen Ergebnisse (Unterschiede) mittels Varianzanalyse auf ihre Ursachen — veränderte Futtermengen bzw. verschieden hoher Eiweißzulagen oder Zufallsschwankungen — untersucht.

Es konnte festgestellt werden, daß die verschiedenen Futtermengen von 600—1400 g Heu auf die Verdaulichkeit des *Rohproteins* und der *Rohfaser* keinen Einfluß ausübten.

Die Verdaulichkeit der *N-freien Extraktstoffe* erwies sich bei den verschiedenen Futtermengen von 800—1200 g Heu ohne wesentliche Veränderung, während die extremeren Futtermengen von 1400 und 600 g eine Abnahme verursachten.

Im Hinblick auf die großen Schwankungen der Verdaulichkeitswerte des *Rohfettes* konnte eine Beeinflussung derselben durch die verschiedenen Futtermengen nicht einwandfrei nachgewiesen werden.

Ein indirekter Einfluß der *Futterqualität* auf die Verdaulichkeit bei verschiedenen Futtermengen konnte nicht ermittelt werden. *Steigende Sojazulagen* zu einem aus Heu bestehenden Grundfutter verursachten stets mit Erhöhung der Zulage eine zunehmende Verdauungsdepression des *Rohproteins*, die besonders bei einer Grundfuttermenge von 600 g Heu, weniger dagegen bei 1400 g Heu zu beobachten war.

Die Verdaulichkeit der *Rohfaser* und *N-fr.-Extraktstoffe* erwies sich gegenüber steigenden Sojazulagen als vollkommen indifferent, während die Verdaulichkeit des Rohfettes nur bei 1000 g Heu einen positiven Einfluß erkennen ließ.

VII. Literaturverzeichnis

[1] AXELSSON, J.: Der Einfluß der Menge und Zusammensetzung der Trockensubstanz auf den Stoffwechsel und Energieumsatz des Körpers bei Kellners Mastversuchen. Tierernährung 12, 1940, 536.

[2] AXELSSON, J.: Das Futterverdauungsvermögen der Wiederkäuer. Tierernährung 14, 1942, 212.

[3] AXELSSON, J.: The Digestibility of the Nutriens of the Rations and the Availability of the Method of Determination by Differencial of the Effect of individual Feeds. Reprinted from the Annals of the Royal Agricultural College of Sweden, 178.

[4] BECKEER, E. R.: Proc. nat. Ocad. Sci. U.S.A. 15, 1929, 435.

[5] BECKER, E. R. u. EMMERSON: Iowa State. Coll. J. of Sci. 4, 1930, 215.

[6] BOLLMANN, W.: Zeitschrift für Tierzüchtung und Züchtungsbiologie, 24, 1932.

[7] COLUMBUS, A.: Der quantitative Verlauf der Entleerung des Pansens bei Schafen und Ziegen mit Berücksichtigung der Gesamtentleerung des Magen-Darmkanals. Dissertation Berlin 1934.

[8] EDIN u. ERIKSSON: zit. nach E. MANGOLD, siehe [28].

[9] FERBER, K. E.: Die Veränderungen der Infusorienzahl im Pansen der Wiederkäuer im Zusammenhang mit den Veränderungen des Eiweißumsatzes. Zeitschrift für Tierzüchtung und Züchtungsbiologie, XV.

[10] FERRARI, R.: Die Ausnutzung gemischter Nahrung. Archiv für die gesamte Physiologie. 230, 1932, 215.

[11] FISHER, R. A. and F. YATES: zit. nach MUDRA, Einführung in die Methodik der Feldversuche. Hirtzel Verlag, Leipzig, 1952, 79.

[12] FLEISCHER, M. u. K. MÜLLER: Journal für Landwirtschaft, 1874, 273.

[13] FORBES u. Mitarbeiter: J. Agr. Res. 37, 1928 and 40, 1930.

[14] FUNKE, W.: Ausnutzungsversuche an Hammeln unter besonderer Berücksichtigung der Verdauungsdepression. Dissertation Göttingen 1928.

[15] HALNAN, E. T.: Digestibility with pultry. VI. On the influence of the size of a ration upon its digestibility. J. of Agr. Sci. 18, 1928, 766.

[16] HENNEBERG, W. u. F. STOHMANN: Beiträge zur Begründung einer rationellen Fütterung der Wiederkäuer. Braunschweig, 1864, 227.

[17] HOFMEISTER u. HAUBNER: Landw. Vers. Stat. 6, 1864, 185.

[18] HONCAMP, F. u. E. KOCH: Über den Einfluß der Größe einer Futterration auf den Nährwert derselben. Landw. Vers. Stat. 96, 1920, 45.

[19] HONCAMP, F. u. E. KOCH, E. MÜLLER u. W. SCHRAMM: Über die Beeinflussung der Rohfaserverdaulichkeit durch die Zusammensetzung der Futterration. Landw. Vers. Stat. 103, 1925, 179.

[20] JORDAN, W., FRANK u. HALL: Bulletin Nr. 77. U. S. Departement of Agriculture, Office of Experiment Stations Washington. 1900.

[21] KATAYAMA, T.: Landw. Vers. Stat. 68, 1908.

[22] KELLNER, O.: Die Ernährung der landw. Nutztiere. Verlag Paul Parey, Berlin, 1924.
[23] KELLNER, O.: Landw. Vers. Stat. 20, 1877, 429.
[24] KELLNER, O.: Landw. Vers. Stat. 32, 1886, 88.
[25] KELLNER — SCHEUNERT: Grundzüge der Fütterungslehre. Verlag Paul Parey, Berlin, 1952.
[26] KERN, E., H. WATTENBERG, W. HENNEBERG u. TH. PFEIFFER: Über den Einfluß eines einseitig gesteigerten Zusatzes von Eiweißstoffen zum Beharrungsfutter auf den Gesamtstoffwechsel des ausgewachsenen Tieres. Journal f. Landwirtschaft, 38, 1890, 215.
[27] LENKEIT, W.: Die Durchgangszeiten des Futters und der quantitative Verlauf der Ausscheidungen durch den Verdauungskanal der Wiederkäuer nach Versuchen an Schafen. Archiv für Tierernährung und Tierzucht. 3, 1930, 361.
[28] MANGOLD, E.: Die Verdaulichkeit der Futtermittel in ihrer Abhängigkeit von verschiedenen Einflüssen. „Der Forschungsdienst" Sonderheft 2, Neue Folge der Deutschen Landwirtschaftlichen Rundschau. Verlag Neumann-Neudamm, Berlin. 1936.
[29] MANGOLD, E. u. H. STOTZ: Verdaulichkeit und Nährwert der Süßlupinenkörner beim Wiederkäuer. Landw. Vers. Stat. 123, 1935, 147.
[30] MALKOMESIUS, PH. u. W. SCHRAMM: Über Sojabohnenextraktionsrückstände verschiedener Gewinnungsweise. Landw. Vers. Stat. 60, 1904, 33.
[31] MORGEN, H. u. C. BERGER, H. WAGNER, C. SCHÖLER, E. OHLMER u. M. PLAUT: Ausnutzung mit 14 Futtermitteln nebst Erörterungen über die Ursachen der sogenannten Verdauungsdepression. Landw. Vers. Stat. 92, 1918, 57.
[32] NEHRING, K.: Lehrbuch der Tierernährung und Futtermittelkunde. Verlag Neumann, Radebeul und Berlin, 2. Aufl. 1952.
[33] PAWLOW, P.: Die Arbeit der Verdauungsdrüsen. Wiesbaden, 1898, 26.
[34] POLJARVI, J.: Beiträge zur Frage des Einflusses der Größe der Futtermenge auf den Produktionswert der Futtermittel bei der Fütterung von Wiederkäuern. Intern. Milchwirtschafts-Kongreß, Kopenhagen 1931.
[35] SCHEUNERT, A., zit. nach KELLNER-SCHEUNERT, siehe [25].
[36] SCHOREGGE, B.: Beiträge zur Gallensekretion beim Wiederkäuer. Archiv für Tierernährung, 9, 1933.
[37] SCHULZE, E. u. MAERKER: Journal für Landwirtschaft. 1, 1871, 68.
[38] STOHMANN, F.: Mitteilungen des landw. Instituts der Universität Leipzig, 1875, 86.
[39] TAPPEINER, H.: Zeitschrift für physiologische Chemie. 20, 1884, 52.
[40] TRAUTMANN, A. u. H. HILL: Zur motorischen Funktion des Pansens. Deutsche Tierärztliche Wochenschrift. 11/12, 1949, 87.
[41] TREI, H.: Klinische Studien über den Einfluß des Hungers auf die motorische Tätigkeit der Mägen der Wiederkäuer. Med. Dissertation, Gießen 1911.
[42] USUELLI, F.: zit. nach E. MANGOLD, Das Eiweiß in der Geflügelernährung, Akademie Verlag Berlin, 1951. 94.
[43] VÖLTZ u. KIRSCH: zit. nach E. MANGOLD, Handbuch der Ernährung und des Stoffwechsels der landw. Nutztiere, III, S. 50. Verlag Springer Berlin 1929.
[44] WATSON, C. J.: Digestibility studies with ruminants 1. Plane of nutrition and digestibility of of hay. Sci. Agr. 15, 1935.
[45] WATSON, C. J.: Digestibility studies with ruminants 2. Plane of nutrition barley and hayration. Sci. Agr. 17. 1937.
[46] WATSON, C. J. und Mitarbeiter: Sci. Agr. 19, 1939.
[47] WEISKE, H.: Journal für Landwirtschaft, 23, 1874, 370.
[48] WERNER, H.: Klinische Studien über den Einfluß des Hungers auf die Rumination. Med. Dissertation, Gießen, 1911.
[49] WOLFF, E.: Die Ernährung der landw. Nutztiere. Verlag Wiegandt, Hempel und Parey. 1876.
[50] WOLFF, E.: Über das Verhalten der Tiere bei verschiedenem stickstoffreichen Futter mit und ohne Beigabe von Kochsalz. Biedermanns Zentralblatt, 26, 1897, 307.
[51] WOLFF, E.: Landwirtschaftl. Jahrbücher. 5, 1876, 513.
[52] WOLFF, E. u. W. FUNKE, C. KREUZHAGE, O. KELLNER: Landw. Vers. Stat. 21. 1878, 19.
[53] WOLFF, E. u. W. FUNKE, C. KREUZHAGE, O. KELLNER: Landw. Vers Stat. 20, 1877.

Eingegangen am 1. 11. 53

Aus dem Institut für Physiologie und Ernährung der Tiere der Universität München
(Vorstand: Prof. Dr. Dr. JOHS. BRÜGGEMANN)

JOHS. BRÜGGEMANN, K. DREPPER, J. TIEWS

Studien über die Verdauungsphysiologie des Schweines

I. Mitteilung: Bilanzuntersuchungen von Calcium, Phosphor, Jod, Vitamin A, Carotin, Vitamin B_1 und Gesamtnikotinsäure an wachsenden Schweinen bei gleichzeitiger Durchführung einer Gesamtnährstoffbilanz.

Diese Arbeit gestatten wir uns, dem Nestor der Tierernährung, Herrn Prof. E. MANGOLD zu seinem 75. Geburtstag zu widmen.

Die zunehmende Ferkelsterblichkeit, das ständige Ansteigen von Ferkelaufzucht- und Mangelkrankheiten, sowie die allgemeine Auffassung, daß es sich hierbei um eine Verschiebung des Vitamin- bzw. Mineralstoffhaushaltes handeln müßte, ließen Untersuchungen auf diesem Gebiete unter besonderer Berücksichtigung des Stoffwechsels gesunder wachsender Schweine im Gegensatz zu dem von „Kümmerern" gleichen Alters notwendig erscheinen.

Die Versuche wurden an 4 männlichen, kastrierten Läuferschweinen einer Stammzucht des veredelten Landschweines durchgeführt. Die Schweine waren 2 Würfen entnommen, die einen Altersunterschied von 14 Tagen aufwiesen. Zu Beginn des 1. Versuches standen die Schweine im Alter von 17 bzw. 19 Wochen. Je ein Schwein aus jedem untersuchten Wurf war ein Kümmerer. Die Kümmerer zeigten vor Versuchsbeginn folgende Erscheinungen: Freßunlust, Magen- und Darmkatarrh, leicht pustulöse Dermatitis am Rücken und an den Schenkelinnenflächen sowie Zeichen der „Krämpfigkeit". Therapeutische Maßnahmen wurden nicht eingeleitet. Die Kümmerer waren im Vergleich zu den anderen Schweinen ihres Wurfes in der Entwicklung zurückgeblieben.

Als Futtergrundlage diente ein allgemeiner Ausnutzungsversuch, in dem in den Futtermitteln sowie in Kot und Harn folgende Bestimmungen durchgeführt wurden: Rohwasser, Trockensubstanz, Rohasche, organische Substanz, Rohprotein, Rohfett, Rohfaser und N-freie Extraktstoffe. Hierauf bauten sich die Untersuchungen über Calcium, Gesamtphosphor, Phytinphosphor, Jod, Vitamin A, Carotin, Vitamin B_1 und Gesamtnicotinsäure auf.

Die Schweine wurden vor dem Versuch und in den Pausen in einer geräumigen Boxe gehalten. Während des Versuches wurden sie in einen eigens dafür angefertigten Stoffwechselkäfig gebracht. Der Käfig ist so unterteilt, daß sowohl die Länge wie auch die Breite der einzelnen Abteilungen den Ausmaßen des jeweils im Versuch stehenden, wachsenden Schweines angepaßt werden kann. Unter dem in verschiedenen Abständen durchbrochenen Boden sind

Zinkblechbehälter so angebracht, daß Harn und Kot quantitativ aufgefangen werden.

Die Tiere wurden unter absolut gleichen Bedingungen gehalten und gefüttert, die Aufnahme und Ausscheidungen kontrolliert und zahlenmäßig erfaßt *).

Die Versuchseinteilung war folgende:

a) Vorversuchsperiode. Die Schweine wurden über einen Zeitraum von 14 Tagen in einer gewöhnlichen Stallung gehalten, um die Tiere auf ein möglichst gleiches Stoffwechselniveau einzustellen.

b) 1. Stoffwechselbilanzversuch. Die Tiere wurden für die Zeitdauer von 5 Tagen in die Stoffwechselkäfige gebracht, die Nährstoffaufnahme und die Ausscheidungen (Harn und Faeces getrennt) quantitativ erfaßt und auf die oben angegebenen Substanzen analytisch untersucht.

c) Nach Ablauf dieser „Bilanzwoche" wurden die Schweine für 9 Tage wieder in die normale Stallung gegeben, um den Tieren Zeit zur Erholung zu geben und die Futterration entsprechend dem Wachstum der Schweine zu erhöhen.

d) 2. Stoffwechselbilanzversuch. Dauer ebenfalls 5 Tage.

e) An diesen schloß sich abermals ein aus obigen Gründen notwendiger 9-tägiger Aufenthalt außerhalb des Versuchskäfigs an.

f) 3. Stoffwechselbilanzversuch mit Belastung. Es wurden 6 je 2 Tage dauernde parenterale Stoffwechselbelastungen mit den jeweils untersuchten Substanzen durchgeführt, um zu prüfen, ob Beziehungen zwischen den zur Belastung verwendeten Stoffen und den anderen untersuchten Substanzen bestehen und wenn ja, welcher Art diese sind und wie stark sie sich zahlenmäßig auswirken.

Aus diesen Ergebnissen sollte gegebenenfalls auf die vorliegenden Mängel, insbesondere bei den Kümmerern geschlossen werden.

Verwendete Analysenverfahren:

1. Für die Bestimmung von Rohwasser, Trockensubstanz, Rohasche, organische Substanz Rohprotein, Rohfett, Rohfaser und die N-freien Extraktstoffe dienten die von den landwirtschaftlichen Untersuchungsstationen angegebenen Verfahren.
2. Calcium. Nach KRAMER und TISDALL [1]. Fällung als Calciumoxalat und Titration der Oxalsäure mit Permanganat.
3. Phosphor nach FISKE und SUBARROW [2]. Reduktion eines gebildeten Phosphormolybdänkomplexes zu blaugefärbtem Molybdänoxyd mit Eikonogen.
4. Phytinphosphor nach MCCANCE und WIDDOWSEN [3]. Fällung des Phytins mit Eisenchlorid und Veraschung des gebildeten Phytineisens. Bestimmung des Phosphors mit Eikonogen.
5. Jod nach einer modifizierten Methode nach LEIPERT [4].

*) Den Herren BRÜTZEL, K., HARTMANN, R., LEITNER, W., SCHNEIDEMANN, B. und WEHNER, H., sei für die experimentelle Mitarbeit bestens gedankt.

6. Vitamin A nach CARR-PRICE nach vorhergehender Extraktion und anschließender Chromatographie.
7. Carotin durch Messung des Gelbwertes nach vorheriger Extraktion und chromatographischer Reinigung.
8. Vitamin B_1 nach JANSEN und RITSERT [5]. Oxydation zu Thiochrom- und fluorometrische Bestimmung.
9. Gesamtnicotinsäure nach BRÜGGEMANN, DREPPER und HADELER [6]. Hydrolyse von Nicotinsäureamid zu Nicotinsäure, Spaltung des Pyridinkernes durch Bromcyan, Farbentwicklung mit Aminoacetophenon.

Pro Tier und Tag wurden verabfolgt: 250 g Gerstenschrot, 250 g Weizenkleie, 50 g Luzernemehl und gedämpfte Kartoffeln bis zur Sättigung, sowie $2^1/_2$ Liter Magermilch als Eiweißbeifutter. Während des Aufenthaltes im Stoffwechselkäfig wurde während eines Versuches immer eine gleichbleibende und relativ niedrige Menge an Kartoffeln gegeben, um eine erneute Untersuchung zum Abzug der nicht aufgenommenen Futtermittel zu vermeiden. Es kamen also im 1. Versuch 2 kg, im 2ten 3 kg, und im 3ten 4 kg Kartoffeln zur Verfütterung. Dem Wachstum und damit dem Mehlbedarf an Grundnahrung wurde dadurch Rechnung getragen, wenn auch keine völlige Sättigung erreicht wurde. Die anderen Futtermittel blieben in der Menge dieselben, mit Ausnahme des 3. Versuches, wo an Stelle von Gerstenschrot die gleiche Menge Milokorn gefüttert wurde. Die Fütterung fand 2 mal täglich statt, und zwar während

Tabelle 1

Substanz	Kartoffeln	Gersten-schrot	Weizen-kleie	Milo-korn	Luzerne-mehl	Mager-milch
	g	g	g	g	g	g
Rohwasser	73,11	12,90	12,93	13,57	3,94	91,8
Trockensubstanz .	26,89	87,10	87,07	86,43	96,06	8,92
Rohasche	1,64	5,35	6,10	1,70	11,07	0,72
organ. Substanz .	42,95	82,36	81,60	84,70	85,00	8,20
Rohprotein	1,57	12,60	12,55	8,3	22,22	3,40
Rohfett	0,15	2,14	3,78	3,90	3,88	0,003
Rohfaser	0,94	4,71	7,84	4.00	18,78	—
N-fr. Extr.-Stoffe .	22,33	62,91	57,44	68,50	40,17	4,79
Calcium (Ca) . . .	0,12	0,104	0,27	0,04	2,01	0,13
Ges. Phosphor (P)	0,08	0,40	1,56	0,29	0,44	0,09
Phyt. Phosphor (P)	0,012	0,45	0,15	0,21	0,19	—
	γ	γ	γ	γ	γ	γ
Jod (J)	6,90	110,20	180,40	179,3	124,7	10,6
Vitamin A umger. in Carotin * . .	—	—	—	—	—	1,08
Carotin	—	—	—	—	12 604,0	2,8
	mg	mg	mg	mg	mg	mg
Vitamin B_1 . . .	0,056	0,418	0,41	0,43	0,24	0,053
Ges. Nikotinsäure .	0,70	1,70	5,10	1,40	0,20	0,10

*) Die Umrechnung von Vit. A in β-Carotin hinsichtlich ihrer biologischen Äquivalenz erfolgt unter Zugrundlegung des auch heute noch für den Wachstumstest an der Ratte üblichen Äquivalenzverhältnisses von 1 IE Vit. A = 0,3 Vit. A-Alkohol = 0,6 γ β-Carotin.

der Stoffwechselversuche im Käfig und in den Pausen in der Boxe. Im Käfig wurde das Futter in kleinen Trögen für jedes Tier extra und in der Boxe in einem Trog gemeinsam verabreicht. Die Fütterung wurde überwacht und so gehalten, daß die Nahrung restlos aufgenommen wurde. Eine Rückwägung war nie erforderlich.

Der Gehalt der in den Stoffwechseluntersuchungen verabfolgten *Futtermittel an den untersuchten Inhaltsstoffen* (in 100 g) ist für die ursprüngliche Substanz in Tab. 1 angegeben.

Die Durchschnittsgewichte der Schweine betrugen:

1. Versuch	30,5 kg
2. Versuch	37,5 kg
3. Versuch	46,5 kg

Die Harn- und Kotausscheidung betrug je Tier und Tag durchschnittlich:

1. Versuch		2. Versuch		3. Versuch	
Harn	1,72 Liter	Harn	2,74 Liter	Harn	3,00 Liter
Kot	1,0 kg	Kot	0,87 kg	Kot	1,09 kg

Der durchschnittliche *Gehalt von Harn und Kot* an den untersuchten Stoffen betrug in 100 g ursprünglicher Substanz (Tab. 2):

Tabelle 2

Substanz	1. Versuch		2. Versuch		3. Versuch	
	Harn	Kot	Harn	Kot	Harn	Kot
	g	g	g	g	g	g
Rohwasser	96,98	76,00	98,11	77,96	98,07	75,80
Trockensubstanz	3,02	24,00	1,89	22,04	1,93	24,20
Rohasche	1,54	3,40	1,03	3,59	1,20	3,25
Organ. Substanz	1,48	20,60	0,86	18,45	0,73	20,59
Rohprotein	1,70	2,84	1,35	4,06	1,48	4,20
Rohfett	—	1,12	—	1,08	—	1,30
Rohfaser	—	3,95	—	3,31	—	3,12
N-freie Extraktstoffe	—	12,69	—	10,01	—	12,43
Calcium (Ca)	0,05	0,36	0,05	0,34	0,03	0,38
Ges. Phosphor (P)	0.06	0,41	0,06	0,40	0,05	0,37
Phytin „ (P)	—	0,03	—	0,07	—	0,04
	γ	γ	γ	γ	γ	γ
Jod (J)	—	20,70	1,53	18,02	0,93	15,40
Carotin	—	496,00	—	530,00	—	299,00
	mg	mg	mg	mg	mg	mg
Vit. B_1	0,06	0,02	0,04	0,02	0,04	0,02
Ges. Nicotinsäure	0,10	0,84	0,10	0,81	0,08	0,41

Von den Schweinen wurden täglich an den untersuchten Substanzen aufgenommen (Tab. 3):

Die *durchschnittliche Retention* des Körpers in % der Einnahme ist aus der Tab. 4 zu ersehen.

Tabelle 3

	1. Versuch	2. Versuch	3. Versuch
	g	g	g
Rohwasser	3805,74	4536,84	5270,00
Trockensubstanz	1244,23	1513,13	1780,00
Rohasche	84,95	101,35	108,00
Organ. Substanz	1159,28	1411,78	1672,00
Rohprotein	196,58	125,38	208,00
Rohfett	19,78	21,38	27,00
Rohfaser	59,56	68,96	76,00
N-freie Extraktstoffe	883,36	1106,16	1361,00
Calcium (Ca)	7,49	8,52	9,57
Ges. Phosphor (P)	9,19	9,97	10,57
Phyt. Phosphor	0,84	0,97	1,47
	mg	mg	mg
Jod (J)	1,19	1,26	1,50
Carotin	6,40	6,40	6,40
Vitamin B_1	4,70	5,30	5,70
Ges. Nikotinsäure	34,60	41,60	47,70

Tabelle 4

Substanz	Gesunde Schweine			Kümmerer-Schweine		
	1. Versuch	2. Versuch	3. Versuch	1. Versuch	2. Versuch	3. Versuch
Rohwasser	36,9	26,3	34,9	34,4	26,6	22,5
Trockensubstanz	77,1	85,4	83,8	75,3	82,5	80,7
Rohasche	34,0	49,8	44,8	26,1	35,1	22,4
Organ. Substanz	80,0	87,2	85,3	78,4	84,7	70,7
Rohprotein	70,3	70,8	63,0	70,5	61,0	49,3
Rohfett	44,3	56,4	46,9	42,3	54,0	50,6
Rohfaser	32,4	61,5	59,1	30,7	46,6	54,8
N-freie Extraktstoffe	86,3	92,6	91,1	84,5	91,8	89,1
Ges. Nährstoffe	870	985	1131	840	985	1131
Verwertungszahl	168 −210	137 −246	226 −236	168 −210	164 −350	160 −235
Calcium (Ca)	46,4	54,0	47,3	34,6	45,9	42,3
Ges. Phosphor (P)	51,0	51,0	53,3	35,8	43,2	45,0
Phytin-Phosphor (P)	75,2	41,1	72,7	55,6	35,4	65,8
Jod (J)	85,7	84,5	86,1	78,3	83,4	81,2
β-Carotin + Vitamin A ber. als β-Carotin	23,6	29,4	34,8	21,0	25,5	32,7
Vitamin B_1	77,2	79,0	76,0	73,4	68,2	65,5
Gesamt Nikotinsäure	77,9	84,2	86,4	63,4	68,2	85,0

Die Gesamtverwertungszahl läßt sich nicht für den ganzen Versuch berechnen, weil während der Ruhetage die Gesamtfutteraufnahme nicht ausgewogen wurde.

Unter der vom Körper verbrauchten bzw. retinierten Substanz ist hier jener Teil der täglich mit den Futtermitteln vereinnahmten Substanzmenge zu verstehen, der nicht durch Harn und Fäces ausgeschieden wurde. Die durch den Kot ausgeschiedene Menge umfaßt dabei sowohl nicht resorbiert als auch resorbiert gewesene und wieder in das Darmlumen exkretierte Substanz. Es wird also die Ausscheidungsmenge, die den Körper auf einem anderen Wege als den genannten verläßt, zu der retinierten Menge gerechnet.

Bei der Betrachtung der Versuchsergebnisse muß zunächst darauf hingewiesen werden, daß sich die Versuchsbedingungen im Laufe der Versuche insofern änderten, als sich die Kümmerer im Laufe der Versuche klinisch immer mehr an die gesunden Tiere anglichen.

Es nutzten die Kümmerer im Vergleich zu den normal entwickelten Tieren die Nahrung in den letzten Untersuchungsabschnitten besser aus, was sich bei gleichem Futterverzehr durch höhere Gewichtszunahmen bemerkbar machte. Die kranken Tiere wurden gesünder und holten im Gesamtgewicht gegenüber den gesunden immer mehr auf.

Wie aus den Untersuchungen hervorgeht, war die *Stoffwechselbilanz bei allen untersuchten Stoffen positiv.*

Bei beiden Gruppen stieg die prozentuale Ausnutzung der Trockensubstanz bei steigender absoluter Aufnahme im Zeitabschnitt zwischen dem ersten und zweiten Versuch an, die gleiche Steigerung fand sich bei der Rohasche, organischen Substanz, Rohfett, Rohfaser und den stickstoffreien Extraktstoffen, jedoch sanken die Werte wieder zum dritten Versuch hin ab.

Auf Grund eines geringeren Ansteigens der Ausnutzung der Trockensubstanz im Laufe der Untersuchungszeit ist bei den Kümmerern eine relativ geringere Rentention der Rohasche und der organischen Substanz festzustellen.

Die *Retention des Rohproteins,* die zu Beginn der Versuche bei den Kümmerern etwa gleich der bei den gesunden Tieren war, wird im Vergleich mit diesen und auch absolut bei beiden Gruppen mit fortschreitendem Wachstum geringer. Hierbei steigt die absolute Menge Stickstoff, die mit dem Harn und Kot ausgeschieden wird, an, gleichzeitig wird die Konzentration des Kotes an Rohprotein größer.

Beim *Vergleich der Retentionen und ihrer Änderungen* konnte beim Phosphor festgestellt werden, daß mit dem zunehmendem Alter eine Erhöhung der retinierten Mengen sowohl absolut, als auch im Vergleich zu den aufgenommenen Mengen eingetreten war.

Beim Calcium und Phytinphosphor retinierten die gesunden Schweine höhere Mengen als die Kümmerer, wobei jedoch weite Schwankungen auftraten.

Die retinierten Jodmengen waren bei den gesunden Tieren etwa gleich denen bei den Kümmerern. Auch die retinierten Carotinmengen lagen bei beiden Gruppen etwa in der gleichen Größenordnung und stiegen im Laufe des Wachstums an.

Bemerkenswert ist das gegensätzliche Verhalten von *Nikotinsäure und Vitamin B_1.* Während die absolut zurückgehaltenen Mengen beim Vitamin B_1 etwa in der gesamten Untersuchungszeit gleich blieben, so wurde doch die Ausnutzung des Futters im Hinblick auf seinen Vitamin B_1-Gehalt schlechter, umgekehrt bei der Nikotinsäure, die absolut retinierten Mengen stiegen und auch die Futterausnutzung verbesserte sich.

Die vom Körper retinierte *Jodmenge* beim wachsenden Schwein liegt zwischen 78 und 86 % der mit der Nahrung aufgenommenen Menge, was einer absoluten Retentionshöhe von 900 bis 1300 γ Jod entspricht, (27 bis 29 γ/kg Körpergewicht). Bei Kümmerern, die sich im Stadium der Genesung befinden, ist die pro kg Körpergewicht retinierte Jodmenge erheblich größer (35 bis 38 γ). Die absolute und auch die relative Jodretention (bezogen auf die Einnahme) steigt mit zunehmendem Alter. Pro kg Körpergewicht ist eine deutliche Senkung der Retention im Laufe des Wachstums erkennbar.

Von den Schweinen wurden im ersten Bilanzabschnitt im Durchschnitt 22 % der zugeführten Menge *Carotin* retiniert, im zweiten stieg dieser Prozentsatz auf 28 % und im letzten auf 33,5 %. Daraus folgert, daß mit zunehmendem Gewicht auch ein Mehrbedarf an Carotin eingetreten ist. Der durchschnittliche Carotinbedarf bezogen auf kg Körpergewicht ändert sich jedoch nicht und liegt bei 47 γ/kg Körpergewicht.

Wird die Höhe der reinen *Vitamin A-Ausscheidung* in den Fäces bei den einzelnen Tieren betrachtet, so ist auffällig, daß diese bei den Kümmererschweinen durchschnittlich etwas größer ist als bei den gesunden. Bemerkenswerterweise konnten erhebliche Mengen von reinem Vitamin A in den Fäces analysiert werden, obgleich der Vitamin A-Bedarf der Versuchstiere fast nur über die Carotinkomponenten von Luzernegrünmehl gedeckt wurde.

Beim abschließenden Vergleich der Änderungen der Retentionen der untersuchten Inhaltsstoffe im Laufe des Wachstums kann festgestellt werden, daß einer *Retentionszunahme* in % der aufgenommenen Menge beim Jod, Carotin, Gesamtphosphor, Gesamtnikotinsäure und Rohfaser eine *Retentionsabnahme* beim Vitamin B_1 und Rohprotein gegenübersteht.

An diese allgemeinen Stoffwechselversuche schlossen sich mehrere, je zwei Tage währende *Bilanzuntersuchungen unter Belastung* mit je einem der untersuchten Mineralstoffe und Vitamine an. Es wurde jeweils am ersten Tag eine einmalige Belastung des Stoffwechsels wie folgt durchgeführt:

1. 100 mg Nikotinsäureamid in Form von Nikobion subcutan injiz.
2. 10 mg Vitamin B_1 in Form von Betabion subcutan injiz.
3. 1,8 g Calcium in Form von Caleium gluconicum intramuskulär und 1,1 g Phosphor in Form von Tonophosphan/forte subcutan.
4. 36 000 I.E. Vitamin A in Form von Vogan subcutan injiz.
5. 764,45 mg Jod in Form von 20 ccm einer 5%igen wässrigen Lösung von Kalium jodatum subcutan injiz.

Bei der *Belastung der Tiere mit Nikotinsäureamid* erschien auffallend, daß von den 100 mg Nikotinsäureamid im Durchschnitt nur wieder 2 mg als Gesamtnikotinsäure ausgeschieden wurden. Die Menge schwankte bei den Versuchstieren um 1 bis 2 %, bei allen vier Schweinen erfolgte aber die Ausscheidung des Nikotinsäureamids durch den Harn, während sie im Kot nur minimal anstieg (um 0,1 %). Die Ausscheidung des Nikotinsäureamids im Harn war bereits nach 10 Stunden abgeschlossen. Der Grund der geringen Auscheidungsmenge ist darin zu suchen, daß ein großer Teil der im Körper nicht verbrauchten Nikotinsäure bzw. ihres Amids im Harn als Trigonellamid und nach neueren Forschungen (ROSEN, PERLZWEIG u. HANDLER) [7] auch als Pyridon erscheinen. Die Ausscheidung der bei diesem Belastungsversuch mituntersuchten Substanzen war lediglich bei den Vitamin A-wirksamen Carotinoiden und Vitamin B_1 um ca. 58 % erhöht.

Die parenterale *Zufuhr von Vitamin B_1* führte bei den gesunden Schweinen zu einer Ausscheidung von 27 bis 29 % innerhalb 24 Std. Bei den Kümmerern dagegen konnten nur 15 bis 16 % wiedergefunden werden.Die erhöhe Ausscheidung betraf nur die Harnwerte. Da die Kümmerer den ganzen Versuch hindurch stets die höchste Ausscheidung besonders mit dem Kot aufwiesen, darf angenommen werden, daß die Tiere das mit der Nahrung zugeführte Vitamin B_1 nur ungenügend für den Körper nutzbar machen konnten. Bei diesem Belastungsversuch verringerte sich die Calcium-Ausscheidung bei allen Versuchstieren bis zu 11 % der Einnahme.

Durch die Injektion war weiterhin eine um fast 10 % erhöhte Carotin- und Vitamin A-Ausscheidung aufgetreten, während die Jodausscheidung um 7 bis 30 % der Einnahme bei den einzelnen Versuchstieren erhöht war. Die Nikotinsäure-Ausscheidung war sehr stark vermindert und zwar um 40 bis 50 % gegenüber den Normalwerten, wobei die Kümmerer am wenigsten ausschieden.

Dast stimmt mit den Beobachtungen von MALLAGUZZI, CONESE und PUTIGNANO [8] überein, die sogar von einem vollkommenen Sistieren der Nikontinsäure-Ausscheidung bei Vitamin B_1-Zufuhr berichten.

Bei der *Ca-P-Belastung* wurden von den Kümmerern um 10 % der Einnahme weniger Ca ausgschieden als von den gesunden Tieren (1,2 bzw. 1,4 g), wobei sich die Hauptausscheidung auf den Harn bezog. Die geringe Retention ist wohl durch die reichliche Zufuhr von Ca durch die Nahrung erklärbar. Die P-Ausscheidung (0,1 bis 0,8 g) war geringer als die des Ca und kein deutlicher Unterschied zwischen den einzelnen Versuchstieren bemerkbar. Die Carotin- aber auch die reine Vitamin A-Ausscheidung war bei allen Versuchstieren um 20 bis 25 % höher geworden. Die Jodausscheidung stieg bei 3 Tieren um 10 % gegenüber dem Tag der Nichtbelastung.

Die subkutane Injektion von 36 000 I.E. Vitamin A bei allen 4 Schweinen führte bei allen Tieren zu einer 15 bis 20%igen Ausscheidung der bei der Belastung parenteral verabreichten Vitamin A-Menge innerhalb von 2 Tagen in den Fäces. Die bei diesem Versuch durchgeführten Harnuntersuchungen auf Vitamin A + Carotin verliefen in allen Fällen negativ.

Bei allen Schweinen zeigte sich ein Anstieg der im Körper verbliebenen Nährstoffe, vor allem wurde die Stickstoff-Bilanz stärker positiv. Die Gesamtstickstoff-Auscheidung fiel bei der Vitamin A-Belastung um 30 bis 46 % im Kot (nicht im Harn).

Bei der anschließend durchgeführten *Jodbelastung der Schweine* wurden innerhalb von 48 Stunden 82 bis 118 % der injizierten Jodmenge ausgeschieden. Die Hauptmenge war bereits innerhalb der ersten 24 Stunden ausgeschieden. In gewisser Übereinstimmung mit der Ausscheidungsgeschwindigkeit stehen die gefundenen Werte für den Blutjodspiegel, der bereits 60 Stunden nach der KJ-Injektion nur um durchschnittlich 50 % über der Norm lag.

Die Belastung der Versuchstiere mit KJ führte bei 2 Tieren zu einer erhöhten Retention von Rohprotein. Besonders deutlich war diese Retention bei einem Kümmererschwein, bei dem die Rohproteinretention bereits nach der Vitamin

A-Injektion 1,8 g pro kg Körpergewicht erreichte. Die Vitamin B_1-Ausscheidung war im Durchschnitt erhöht.

Dem besprochenen Stoffwechselbilanzversuch angeschlossen war die Bestimmung der *Alkalinität der Asche aus den Futtermitteln, Fäces und Harnen.*

Alkalinität der Aschen (Verbrauch an n/50 HCl für 50 mg Asche).

Futtermittel:

Kartoffel	16,6
Weizenkleie	3,7
Gerstenschrot	1,5
Luzernemehl	27,12
Magermilch	12,75

Die Werte für die Aschen des Kotes sind während der ganzen Versuchsreihe bei allen Tieren ziemlich ausgeglichen und liegen zwischen 13 und 14 ccm n/50 HCl. Anders aber zeigten sich diese Werte für die Aschen der Harne. Zunächst haben die Kümmerer höhere Werte (10,5 und 10,09) als die der gesunden Tiere (7,15 und 8,2). Die Werte steigen für alle Schweine im zweiten Versuch und sinken im dritten wieder etwas ab. Jedoch ist bei dieser letzten Untersuchung keine Unterscheidung zwischen Kümmerern und gesunden Tieren mehr möglich, sondern es weisen die jüngeren Tiere höhere Werte auf als die älteren. Dieses Verhältnis bleibt auch bei den Belastungstagen bestehen, wobei aber die Alkalinität der Harnaschen bei der Calcium- und Phosphorbelastung bei allen Schweinen einen Anstieg erfährt.

Die *Blutzuckerbestimmungen* ergaben vor dem ersten Versuch durchweg hohe Werte, die während der folgenden Versuchsreihe allgemein absanken. Jedoch ist dabei zu beobachten, daß beim Vergleich der Blutzuckerwerte untereinander diejenigen der Kümmerer stets um einige mg⁰/₀ höher liegen als die der gesunden Tiere (72 bis 91 mg⁰/₀ bei den Kümmerern, 53 bis 63 mg⁰/₀ bei den gesunden Schweinen). Der Blutjodspiegel der Versuchstiere lag durchschnittlich bei 7,9 γ ⁰/₀ und wies erhebliche individuelle Schwankungen auf. Er lag jedoch bei den Kümmerern deutlich unter dem der gesunden Schweine. In regelmäßigen Abständen entnommene Blutproben und ihre Untersuchungen über den Gehalt an Ca, P und Fraktionen sowie Vitamin B_1 zeigten einen Anstieg des Ca- und P-Spiegels mit fortschreitendem Wachstum der Tiere an.

Die Kümmerer hatten während des gesamten Versuches (auch nach Angleichung an die gesunden Tiere) einen höheren Gesamtnikotinsäure-Blutspiegel (600 bis 680 γ ⁰/₀) als die gesunden Tiere (450 bis 570 γ ⁰/₀).

Zusammenfassung

Zusammenfassend kann folgende Auswertung der durchgeführten Stoffwechseluntersuchungen vorgenommen werden:

Mit dem Heranwachsen und der sich abschließenden Entwicklung wird die Ausnützung des Rohproteins geringer.

Gegen Ende des Gesamtversuches glichen sich die Stoffwechselbilanzen der 4 Versuchstiere (2 Kümmerer, 2 gesunde Schweine) immer mehr aneinander an.

Die bei den Stoffwechseluntersuchungen ermittelte Retention an Ca, Gesamt-P, Phytin-P und Vitamin B_1 war bei den Kümmerern geringer als bei den gesunden Schweinen.

Mit zunehmendem Wachstum wurde die Retention an Ca, Gesamt-P und z. T. auch Phytin-P bei allen Tieren größer.

Bei der Gesamtnikotinsäure verbesserte sich die Futterausnutzung, sodaß auch die im Körper verbliebenen Mengen anstiegen, wogegen bei reichlichem Vitamin B_1-Angebot vom Körper nur ein gewisses Optimum verbraucht wurde. Wurde die Ca-P-Ausscheidung mit dem Harn größer, so verringerte sich die Ausscheidung dieser Stoffe mit dem Kot, d. h. je besser die Resorption war, um so mehr stieg die Ca-P-Ausscheidung im Harn. Bei den Kümmerern war die Ca-P-Ausscheidung im Kot gegenüber der im Harn stärker erhöht als bei den gesunden Tieren.

Die Jodausscheidung erfolgte bei normaler Zufuhr durch die Futtermittel zum größten Teil im Kot und nur zum geringen Teil im Harn. Bei parenteraler Zufuhr großer Dosen von KJ war das umgekehrt. Bei einem Tier, das als Kümmerer zu bezeichnen war und Wachstumshemmungen aufwies, stieg die Jodausscheidung im Harn an, während sie im Kot gleichzeitig absank. Die tägliche Retention eines Läuferschweines betrug durchschnittlich rund 1 mg Jod. Die pro kg Kpgw. retinierte Jodmenge lag bei sich erholenden Kümmerern deutlich über der normal wachsender Schweine.

Die absolute Retention an Carotin als Provitamin A wird mit zunehmendem Alter und Gewicht der Tiere größer. Dagegen bleibt der relative „Bedarf" als Ausdruck der Retention dieses Stoffes pro kg Körpergewicht unverändert. Die Kümmerer wiesen einen etwas höheren Blutzuckergehalt auf als die gesunden Tiere. Der Ca- und P-Spiegel des Blutes zeigte einen Anstieg mit fortschreitendem Wachstum der Tiere an. Der Blutjodspiegel von Kümmerern lag deutlich unter dem gesunder Schweine. Der Gesamtnikotinsäureblutspiegel der Schweine blieb während der Dauer des Versuches konstant, die Kümmerer zeigten dabei einen höheren Nikotinsäurespiegel als die gesunden Tiere.

Bei der Verabreichung der verschiedenen Belastungstoffe läßt sich im Hinblick auf die Nährstoffe keine deutliche Wirkungsweise erkennen, außer bei der Belastung mit Vitamin A, bei der sich bei allen Schweinen ein Anstieg des Wertes der im Körper verbliebenen Nährstoffe zeigt. Nach Belastung mit Nikotinsäureamid erhöht sich die Vitamin A-Ausscheidung bei allen Tieren um 5 %, bei den anderen untersuchten Stoffen reagierten die Tiere uneinheitlich.

Nach Belastung mit Vitamin B_1 war die Jodausscheidung bei allen Tieren deutlich erhöht, die Gesamtnikotinausscheidung fiel dabei um 40 bis 50 %. Von der belasteten Vitaminmenge schieden die Kümmerer erheblich weniger aus als die normal entwickelten Tiere. Die Ca-Ausscheidung verringerte sich bei allen Schweinen um ca. 12 %. Die Vitamin A-Ausscheidung erhöhte sich um 3 bis 9 %.

Nach Belastung mit Ca und P schieden die Kümmerer um 10 % der Einnahme weniger aus als die gesunden Tiere, die Vitamin A-Ausscheidung stieg um 20 bis 25 %.

Die Belastung mit Vitamin A ließ bei allen Tieren einen Anstieg der im Körper verbliebenen Nährstoffe erkennen und ein Absinken der Nikotinsäureausscheidung im Kot um ca 40 %.

In den beiden ersten Untersuchungen zeigten die Kümmerer eine Harnausscheidung mit höherem Alkaligehalt.

Als Ursache von Ferkelkümmern kann nach diesen Untersuchungen eine allgemeine Resorptionsstörung angenommen werden, nicht ein typischer Mineral- oder Vitaminmangel.

Literaturverzeichnis

1 KRAMER, B u. TISDALL, F.: J. of. biol. Chem. *48*, 233 (1921).

2 FISKE, C. H. u. SUBARROW, J.: J. of biol. Chem. *66*, 375 (1925).

3 McCANCE, R. u. WIDDOWSEN, E.: Biochem. J. *24*, 2694 (1935).

4 LEIPERT, T.: Biochem. Z. *261*, 436 (1933).

5 JANSEN, B. C. P.: Rec. trav. chim. 55, 1046 (1936).
RITSERT, K.: Klin. Wschr. 446 (1940).

6 BRÜGGEMANN, JOHS., DREPPER, G. u. HADELER, U.: Biochem. Z. *322*, 418 (1952).

7 ROSEN, F., PERLZWEIG, W. A. u. HANDLER, P.: Fed. Proc. 7, 181 (1948).

8 MALLAGUZZI, C., CONESE, G. u. PUTIGNANO, T.: Bull. Soc. ital. Biol. sper. *17*, 115 (1942).

Eingegangen am 6. 4. 54

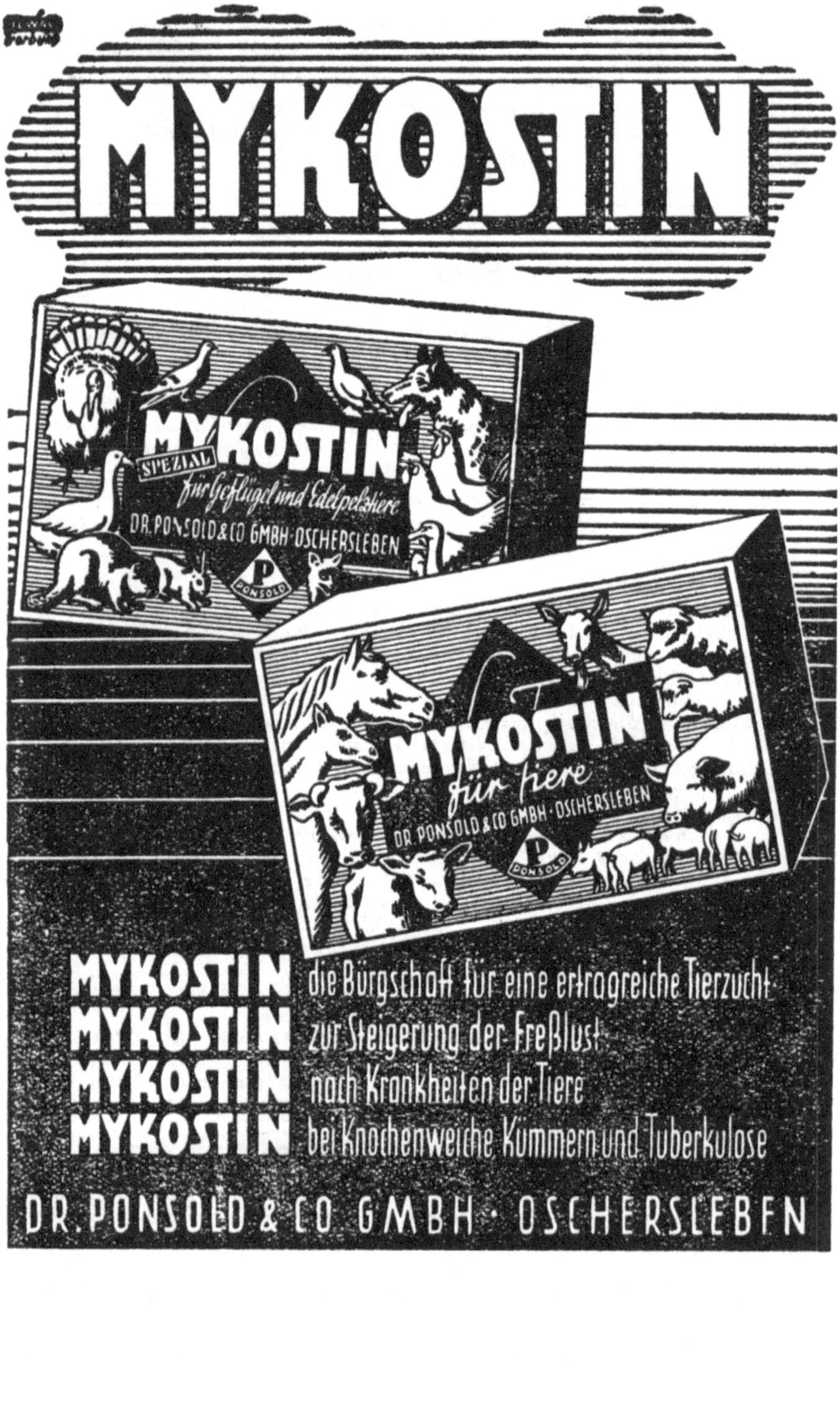
MYKOSTIN
MYKOSTIN SPEZIAL
für Geflügel und Edelpelztiere
DR. PONSOLD & CO GMBH · OSCHERSLEBEN
PONSOLD
MYKOSTIN
für Tiere
DR. PONSOLD & CO GMBH · OSCHERSLEBEN
PONSOLD
MYKOSTIN die Bürgschaft für eine ertragreiche Tierzucht
MYKOSTIN zur Steigerung der Freßlust
MYKOSTIN nach Krankheiten der Tiere
MYKOSTIN bei Knochenweiche, Kümmern und Tuberkulose
DR. PONSOLD & CO. GMBH · OSCHERSLEBEN

Zeitfracht Medien GmbH
Ferdinand-Jühlke-Straße 7
99095 Erfurt, Deutschland
produktsicherheit@kolibri360.de